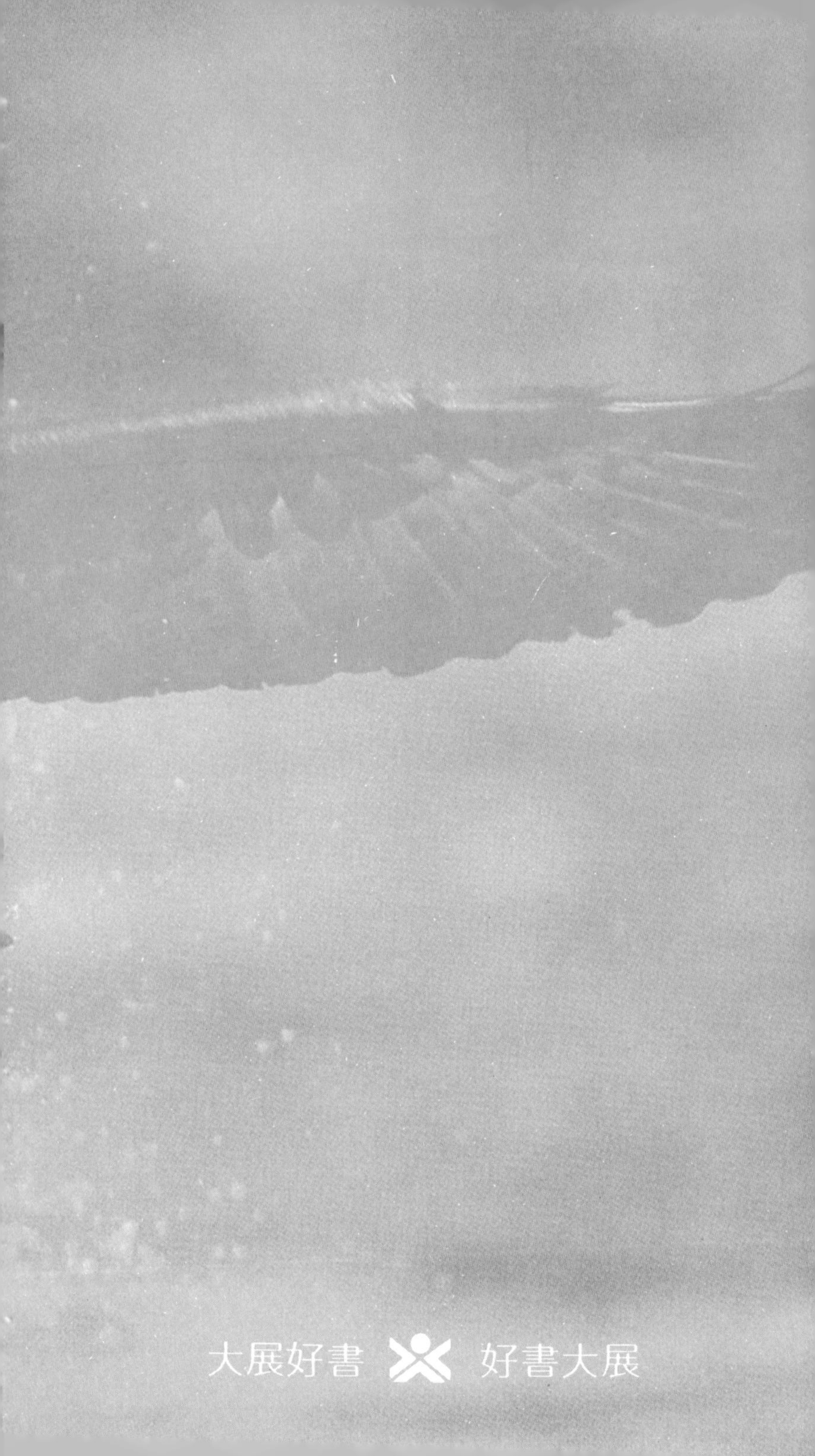
大展好書 好書大展

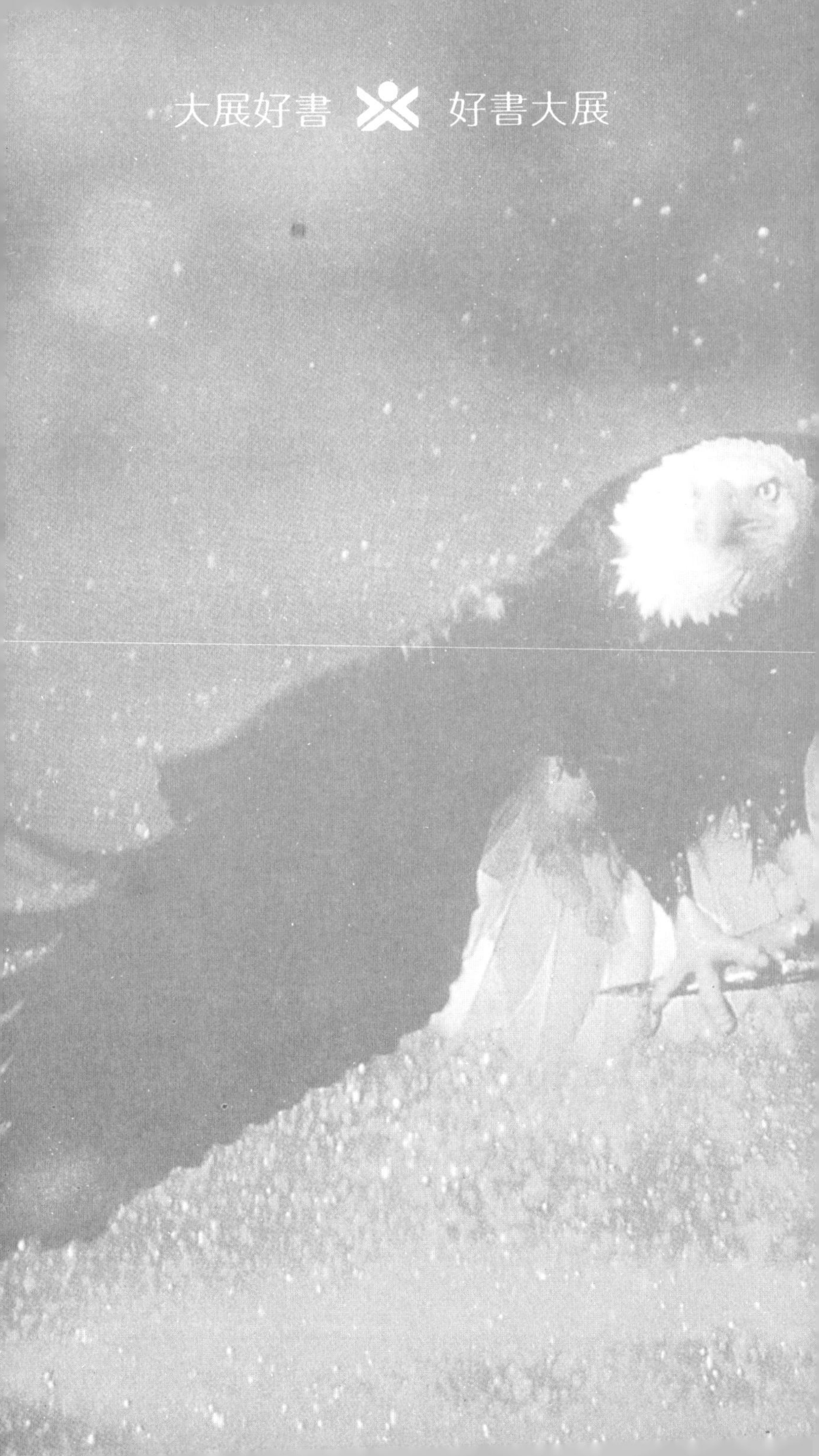
大展好書 好書大展

愉悅自在保健學

野本二士夫／著
柯素娥／譯

32
健康天地

目錄

序言

不生病就是健康嗎？……九
所謂健康無非是每日用心生活的結果……一二
需有「人體是很美妙」的認知……一七

第1章　與人生活，這便是人生

我所遭逢的許多人們……二四
希望成爲一個以「與人相遇」爲資源的人……二四
在人生出發點上的恩人……二七

與卵磷脂的宿命性相遇……三〇
計程車乘客的一句話打消了我殺人的意圖……三四
在時運不濟時能拉我們一把的親友……三八
享受人生……四三
發現自己愉悅自在的心境……四三
所謂討人喜歡是什麼意思……四七
付出而非承受……五三
享受老年……五七
會加速老化的是寂聊的生活……五七
老化的原理……六三
安心地面對老年……六七
避免罹患痴呆症……七一
人生末期的生活方式……七六
這是個不可思議的世界……七六

人與宇宙是脈脈相連……七九
由生命的終點出發……八三
夭壽與年齡無關……八六
相信現實抑或相信靈魂的世界……八八

第2章　來自自然的贈與

健康的四大原則……九二
首先需重視本能……九二
幫助消化、吸收……九八
健康食品之王「卵磷脂」有助於循環……一〇一
勿忘感謝大自然恩賜之念……一〇五
破壞自然便是破壞生命……一〇五
米最好是自給自足……一〇八

森林與海洋關係密切……………………………一一一
考慮與自然共存……………………………………一一三
蛋黃油也是大自然所產生的健康食品…………一一五
坊間有形形色色的健康法…………………………一一七
疾病也分為自然派及自我派………………………一二一
注意周遭的自然食物………………………………一二一
居所附近醫師的重要性……………………………一二七
不要忽略副作用……………………………………一三〇
不要忽略癌症………………………………………一三八
新的治療法陸續地出現……………………………一三八
追求自然治癒力……………………………………一四一

第3章　一心同體的健康學

我們所生存的社會將何去何從……一四六
「唯物社會」爲造成壓力的一大原因……一四六
腰痛也是造成壓力的原因……一五二
公司是壓力的最大來源……一五四
壓力爲何有害於身體……一五八
慢性的壓力會促使動脈硬化……一六一
壓力會誘發癌症嗎……一六四
女性的最大敵人也是壓力……一六六
讓家庭成爲消除壓力的地方……一六八
夫婦應是同志也是親密的朋友……一七二
我消除壓力的方法……一七四
睡眠是健康的基礎……一七七
瞭解睡眠的原理……一七七
遵守可讓身體得到休息的活動……一七九

製造愉快的睡眠……一八二
追求暢快的睡眠是睡眠的干擾……一八四
跋文……一八八
健康即人生……一八八
你知道達賴喇嘛嗎……一九二
心靈會製造疾病……一九三
朋友愈多愈好……一九六
考慮地球環境便是考慮健康……一九九

序　言

不生病就是健康嗎？

健康是我長久以來一直十分重視的問題。而我一再向社會大衆介紹「卵磷脂」的原因，也就是因爲希望更多的人能活得健康又幸福。

誠如我在第一章所詳細介紹的，在我人生中應是活力充沛的時期，我就患了一場大病，由於胃及十二指腸這兩個内臟都受到癌細胞的侵襲，所以經過醫師的診治之後，胃及十二指腸全都被摘除了。

就在一個病體欠安的時期，所幸有「卵磷脂」救了我。拜卵磷脂之賜，我很幸運地恢復了健康。我將這種巧合，稱之爲「上天的啓示」。同時，在直覺上我也以爲是老天爺命令我來推廣卵磷脂。

爲了使「卵磷脂」普及化，於是我就發起了一個「自我保健自然食物之友會」，以便裨益於社會大衆。自成立以來，我不惜一切努力地貢獻一己棉薄之力，希望大家都能過著健康的生活，至一九九四年爲止，會員的人數已達十四萬人。

在這樣的努力之中，最近我常思考的一個問題便是：「健康」究竟是什麼？事實上，健康並不能脫離而獨立。說得更深入一點的話，我們應該說，人生的終極目標並非健康。所謂健康，不過是充實人生的一種手段而已。

我認識了好些癌症末期的患者，這些人雖然遭遇到癌症的不幸，但他們並未一味地絕望。不僅如此，有一位患者甚至說：

「死亡儘管很可怕，可是我很高興一向都能和家人，尤其是妻子過著充實的日子。如果我現在是一個健康的人，那麼我就不會瞭解妻子真正溫柔可人的一面，以及她的堅强之處。當然，我對於丟下她而先離世感到難過，但她竟安慰我：沒關係你先走，在天堂等著我吧！在人生能得一如此良好的伴侶，夫復何求。我的人生已經沒什麼遺憾了。」

老實說，這位患者幾乎可以說是以平和、愉悅的心情去面對其癌症。

他雖是不健康的，但絕非不幸的。他甚至比健康而恩愛有加的夫婦更爲幸福。

因此，我要向各位讀者提出這樣一個問題：

「不生病就是健康嗎？」

作者野坂昭如先生曾在其所寫的一篇散文中寫道：「人應該做些有害身體的事。」對於這句話，我實在有著頗深的感悟。所謂對身體有害的事，無非就是指在飲食上不自我限制，過著違反生理時鐘的不規律生活，大口喝酒，大口抽菸等等。

雖然我並沒有飲酒過量、熬夜不睡的習慣，但我卻很能滿足自己的口腹之慾。一般而言，人倘若想活得健康，就必須在各方面善自控制才行。但我也知道，人生如果在各方面都一再壓抑，那麼這樣的人生就毫無意義了。人應儘可能去吃自己想吃的東西，做自己想做的事，這樣才能真正體會到人生美妙的滋味。

我想，野坂昭如先生並未將抽菸、喝酒視爲壞事。目前，野坂先生被宣告罹患「酒精依賴症」，但他仍能持續地從事寫作活動及電視演出，已經緊緊地抓住了許多「野坂迷」的心。他也是我最喜歡的作家之一。

當然，我並不鼓勵各位讀者向野坂先生看齊，但我倒要建議各位讀者，對於凡事非講求健康、追求長壽不可的觀點，應多加斟酌。

人活在世上當然希望「長生不老」，但重視「長生不老」的同時，我們也應關心人生本身的內容。當然我們都知道，爲了健康應該一直吃一些健康食物，不抽菸、不喝酒，並且過著非常有規律的生活，這樣才能確保身體健康，但在此同時，我們可別忘了，人生是只此一遭別無下回，寶貴無比的，所以我們能只顧健康而不管人生的內容嗎？得到了健康卻換來貧乏的人生，值得嗎？這是我希望各位深思的一個問題。

因爲，人的身體並非只拘泥於追求健康而已。

爲了健康，人還應充實夫妻、親子、朋友關係，還有也必須從事有幹勁的工作，保持經濟上適度的寬裕，同時更必須儘可能去排除壓力。根據許多醫學家、科學家的研究，我們都知道，以上所說的一切對健康都有莫大的影響。

老實說，要談健康，應該包括整個人生。談健康，絕不能撇開人生。所謂維護健康，便是「愉悅自在保健」。

所謂健康無非是每日用心生活的結果

我透過「自我保健自然食物之友會」的活動，向社會大衆傳達一個理念，那就是：對人的身體最重要的便是「血液循環」。養分是藉由血液而輸送至全身的，同時，作爲血液通路的血管，也是一個會使有害身體的成分，附著於其上的器官，譬如超過身體所需的膽固醇沈澱下來，對身體造成不良影響。有鑑於此，爲了保持身體健康，最重要的一件事，莫過於排除有礙血管功能的一些障礙。

卵磷脂之中，含有許多不飽和脂肪酸，這種不飽和脂肪酸，可以祛除沈澱於血管之中的膽固醇。換言之，這種不飽和脂肪酸可以防止動脈硬化及血栓。一般而言，大豆之中便含有許多這種不飽和脂肪酸，另外，鰻魚等大衆化的魚類，也含有許多牛磺酸，也是一種可以祛除膽固醇的成分。

除了血液的「循環」之外，還必須注意讓食物得到充分的「消化」、「吸收」。另外，再加上「熟睡」，這是製造血液及消除壓力上所必要的條件。以上可以說是健康秘訣的四大原則。

卵磷脂對於此四大原則，尤其是「循環」有著極大助益，但本書並不擬對卵磷脂的功效加以詳細的解說。各位如果想得知內容，可以參考拙著《驚奇的卵磷脂健康法》及《令人驚異的卵磷脂健康法》。

不過，縱使卵磷脂在健康扮演著重要角色，但我們千萬別誤會了，卵磷脂在健康上並非主角。要談健康，歸根究柢必須每一個人自己下功夫去做。過分强調誇大卵磷脂的重要而不顧及其他的話，實在是一種不負責任的做法，應該受到唾棄。

而我之所以强調卵磷脂的重要，只是因爲想在社會大衆認爲不需要卵磷脂時，向大家提醒卵磷脂的良好效用罷了。

健康是必須靠著一己之力去維護的——這句話恐怕大家早已耳熟能詳，引爲老生常談吧？到書店去看看，到處是形形色色、琳瑯滿目的有關健康秘訣的書籍。它們看起來所介紹的方法都是既實用又功效卓著。不過，我們如果只依賴這些書籍，那就太對不起自己的身體了。人必須隨時隨地注意自己的身體狀況，這是自己的責任，有此覺悟的話，就是維護健康的基本，希望各位都要有此認知才好。

我一整年都會到全國各地演講，但每次一定都帶著幾套內衣褲，一感到流汗時，就馬上更換。由於如此隨時注意到體溫的調節，所以我向來鮮少感冒。另外，我隨時都保持讓自己感到最舒適自在的姿勢。我常喜歡去訪問一些小鄉鎮，在這樣的地方舉辦演講或懇談會時，多半使用和室作爲會場，而在這種會場，我都不採取正襟危坐的姿勢。同時，我也向與會者說明，建議大家不妨盤腿而坐，或是偶爾將雙腳伸出來也無妨。因爲，正襟危坐的姿勢其實是對身體最不自然的姿勢，而且對血液循環也有不良影響。

至於投宿的地方，我都是儘量找日式旅館來住。我自己的家是在靜岡縣的韮山，平常我都是在榻榻米上鋪上被褥來睡覺，所以在旅途中我也不希望改變這個習慣。如果當地只有西洋式的飯店，那我就會自行攜帶被褥到房間去。睡眠是關係健康至鉅的一件大事，所以我絕對不希望有任何妥協。

我對於清潔方面也很堅持，在這方面也花了許多工夫。

首先要說的是晨浴。從前的人認爲早晨淋浴是最奢侈不過的事，若有人有此一習慣，莫不遭受四周人們的白眼相待，現在倒不必有這種顧慮。所以，你只要稍微早起就可以作晨浴了。

晨浴有什麼好處呢?浸泡在稍熱的洗澡水之中，身體可以得到適當的刺激，促進新陳代謝，如此一來，也可以讓因睡眠而收縮的血管得到適度的擴張，提早做好進行白天工作、活動的準備。

我通常都會在浴槽加入一把鹽，讓洗澡水有鹽的濃度。這也許是多此一舉，但如此一來，入浴之後，毛孔就會比較容易收縮起來，好讓身體的熱度不易散逸出去。這麼做，可以提高睡眠時稍微下降的體溫，以適合於白天的活動。

晨浴之後，我通常喜歡讓全身沐浴在早晨的陽光之下。人的身體需要維持一定的步調、節奏，而陽光正好可以扮演導正此一律動的角色。如果有時間的話，我一定會去散步。散步可以將身體調整至均衡的地步。不過，此時我手上一定不會拿任何東西。縱使是報紙這樣輕的東西，也會很微妙地使身體的均衡產生紊亂。

大小便之後保持清潔，也是一件重要的事情。尤其是患有痔瘡的朋友，可能需對此更加重視。最好是使用附有溫水沖洗的器具，如果沒有的話，也可以將衛生紙用水沾濕，清拭肛門部分。

以上所舉的都是既基本又簡單的例子，但卻强調了一個概念，那就是：自己的身體要由自己去掌握。當然，有時你的一些做法多少會造成他人的不便。此時，你可不能說「爲了健康在所不惜」。因爲，你既然活在世上就不能只顧自己方便，而無視於他人的存在，這一點倒須特別注意。

我提倡「愉悅自在保健學」，所謂「愉悅自在保健」，即是自己下工夫，特別用心，然後實地去做之意。

需有「人體是很美妙」的認知

人體這種東西，只要你對它用了心，它就會給予你對等的回應，它的反應非常直接。人體的所有組織，都由腦部去控制。而「用心」這個「想法」，是由腦部向全體組織發出訊號，身體自然因此而變得活性化，充滿活力。

現在我們不妨舉個例子來看看。譬如感冒時人都會發燒。除非是到了會破壞身體機能的高燒，否則，一般而言發燒並不是很可怕的事情，不需要那麼害怕。當細菌及濾過性病毒等異物侵入人體時，身體中的免疫機能就會發揮作用，讓免疫物質自動消滅異物。這種作用，便和體溫上升有關。

因此，人體之所以會發燒，就表示身體的免疫機能是正常的。不過，如果要讓此一免疫機能維持正常，那就需有「健康的睡眠」。不健康的人，一旦患了感冒，不但會發高燒，而且會持續微熱的情況。有時身體衰弱，反而不易發燒，無法散熱，這種情形也不乏其例。換言之，原因在於衰弱的人，身體的免疫機能降低。

一般而言，兒童因爲都能維持比大人更健康的睡眠，所以即使是發高燒，他們也會生龍活虎地爬起來到學校去，這種情形並不少見。

當我們覺得不舒服而上醫院請醫師診治時，若被診斷爲感冒，他還會附帶一句：「請安靜地休養一個禮拜。」這句話是對的，因爲如果保持安靜，感冒的身體就會自然痊癒。就此意義而言，如果一感冒就趕緊服用感冒藥，是否十分值得商榷呢？

我們的身體，就是我們最好的朋友。因此，我們必須在飲食上用心，多下工夫，致力於一套讓自己熟睡的方法，然後正常地供給身體各種有益的物質，這才是對待益友的做法。

卵磷質確實很有效，而更難得的是，它也受到社會大衆的好評，醫學上的研究也日益進步，這些都是非常可喜的現象。

但無論如何，我都希望各位能匡正自己的觀念，回到健康的「原點」上來。也就是說，維護身體、促進健康是自己本身的責任，也是自己本身的義務。

不知各位觀賞過旭日初昇的景象没有？有些人一看到太陽從東方的天空冉冉上昇、染紅成一片的景象時，會不自覺地合掌膜拜起來。人爲何有不覺地膜拜太陽的衝動呢？我想那是因爲，地球上的一切生物、大自然都是由於太陽的生存才得以存在的。

太陽爲了發出光與熱，必須融合氫原子核，成爲氦原子核，這便是所謂的「陽子、陽子連鎖反應」。地球與太陽的距離約有一億五千萬公里。如果地球與太陽沒有那麼大的距離，那麼，太陽的巨大能量就無法有效地活用，這是無庸置疑的。

反過來說，如果地球與太陽的距離遠大於一億五千萬公里，那麼就難以接受太陽所給予我們的光與熱，無福蒙受其恩惠。無巧不巧地，地球與太陽之間正好保持此一距離，才得以使地球產生生物體，我們實在不能不從其中感受到一種不可思議的力量。

而且，由於太陽周期性的黑子活動，使得它不僅對地球環境有著極大的影響，同時對人類的健康也有著一定的作用。

《睡眠與腦中的月球律動》一書，是一本非常獨特且具啓發性的傑作。該書的作者在書中介紹了一些研究者的意見，譬如，太陽的黑子運動，對人類的血液凝固活動及白血球的增減，也有所影響。

我認爲這項意見實在很值得贊同。地球本來便是因爲太陽才得以形成，直到今日，地球還是依賴著太陽才得以存在。也就是說，太陽既然全權掌握了地球的一切活動，它當然也對我們的身體有所影響，當然也支配著我們的身體。

就以農作物爲例，尤其是日本一九九三年的稻米歉收，以及因之而起的「稻米騷動」，這是因何而起的呢？不外乎是：受到日本東北地方太平洋岸，所襲擊而來的山背風的極大影響。所謂「山背風」，指的便是來自白令海的冷空氣，繞過滯留於日本北側的鄂霍次克高氣壓，然後吹向東北地方的太平洋岸所引起的風。只要一吹起山背風，氣溫就會下降了四度。

一九九三年，由於東北季風持續地吹著山背風，承受不了低溫的稻米，當然就歉收了。問題是，鄂霍次克高氣壓爲何流連不去呢？通常人們無法對此一現象明白地加以解釋。如果僅以發生於赤道附近的艾爾尼紐現象（Elnino.event）來加以推論，那麼，最後必定依然無法作出結論。

爲何無法解開此一謎團呢？難道，縱使竭盡人類的睿智也無法找出其中的原因嗎？這豈不是有些不可思議？人類一直違反著自然，也就是太陽去行事。不但使用農藥，而且還去種植不需要土壤的稻作，强迫農民如此去做。

事實上，以有機農法（使用所需的最低的農業）或以無農藥農法所生產的稻作，對於霜害有著極强的抵抗力，對於這樣的稻作耕種法，現代人難道不覺得有何意義嗎？其實，保持自然，將自然的力量作最大限度的活用，這才是最重要的一件事情。

今日，世界上的人們都普遍對於地球環境的受到破壞而感到不安。地球原本即是因爲太陽才得以存在，在「地球」這個行星之上，無論是人類、動物或植物，同樣都屬於一個「家族」，事實上也不得不如此。

所有的生物，都被一條「紅線」聯繫在一起而產生關係，每一種生物都與其他之物息息相關。如果其中有一種生物活不成，那麼其他的生物也無法生存下去。希望大家能原諒我看似小題大作的想法，然而，這確實是一個非堅持不可的觀念。

我一向都對人體的微妙構造深受感動，對於人體所具備的自然治癒力也感嘆莫名。當然，對於給予人類莫大恩惠的自然、動物及植物，也有著極大的感謝。在人類與大自然的關係之中，我更懷著一份敬畏之念。

我這篇序言似乎寫得長了一點。本書其實並不是要就「健康」的秘訣來加以說明，而是想從人生的層面或心靈層面出發，而有所探討。我不但考量到「健康」的問題，同時對於「死亡」的問題也有探討。

正如促進健康是自己的責任一樣，「死亡」也是自己的責任。誠如「收容所運動」的先驅者柏木哲夫先生在其著作中所言：「人之所以爲人，沒有生就不足以言死。」同樣地，健康的人生即是充實的「死亡」的指標。

所謂愉悅自在保健，也可以說是有著如此重大意義的一樁事業。

第1章

與人生活，這便是人生

我所遭逢的許多人們

希望成為一個以「與人相遇」為資源的人

我今年六十八歲。不是我自己誇口，事實上，我的人生可以說是波瀾起伏，一般人的人生很少有如此充滿戲劇性的。我數度遭遇到挫折，累積了許多經驗。我大半的人生正如「序言」中所說過的，因爲被疑爲罹患癌症，所以胃及十二指腸全部被摘除，簡直可以說大病不死。一位生活資訊雜誌就把我形容爲「受挫折專家」。也許正是因爲我有將失敗及挫折轉化爲正面影響的能耐吧。

幸好，在大病之中因爲有機會使用了卵磷脂，而終於恢復健康。這一切過程全都是託我所遇見的周遭人們之福，拜他們之賜，我才得以生氣勃勃地，活到現在。

說得誇張一些，正是因爲我非常重視與人交往，並且將「交朋友」視爲人生的重要資源，此一態度，絕對有益於我的健康。我並非將健康視爲目的，我認爲，健康是享受且充實的一個手段。

我有一位年輕的朋友，他是文藝雜誌的編輯，有時我們會一起聚餐，聊聊文壇上的事情。在他的言談之中，最令我感到興趣的話題是：某些著名的作家究竟是經由何種途徑而走入搖筆桿的生活呢？

骨架粗壯的推理作家森誠村一，原本是一位飯店經理，有一天，一位投宿於該飯店的大作家，在飯店的中庭小解，森誠村一於是責備那位作家，結果反而被對方怒罵一頓。森村被罵之後氣憤難平，內心便下定決心：

「好，既然這樣，當作家有啥了不起，我也來當個作家！」任何人被怒罵一頓時，心中當然是不平、不滿的，但是如果能不因此而感到窩囊，藉此轉化爲一股鬥志來開拓新的人生，那麼，這樣的一個轉變，實在是一件非常了不起的事情。

公司的經營者，也可以藉由種種的人際關係作爲資源，逐漸壯大公司，成爲一流的公司。戰後成爲日本代表性經營者的本田技研的創立者本田宗一郎先生，便是因爲有幸遇見了藤澤武夫先生；而新力公司的創立者井深大先生，也是因爲有幸遇見了盛田昭夫，彼此成爲良好的合夥人，所以才得以發展事業。

現在我想介紹一則從某經濟雜誌記者那兒聽來的故事：最近零售業界進入不景氣的時期。以前是由工廠及零售店來決定商品的價格，但最近似乎再也不能允許他們如此任意自行決定價格。消費者對於自己所喜歡的物品，除非是自己認爲價格很妥當的，否則便不感興趣。相信各位最近一定發現了：在住家附近出現一些令人吃驚的低價商品，譬如日本酒、電化製品、生活日用品的廉價折扣商店，都擺出了特價品。

舉例來說，一家肉品專賣店「紐克伊茲庫」（在日本全國有四十八家店鋪，年營業額爲三〇〇億日圓），也是此類商店之一。

該商店的負責人是清水富士雄先生，他原本是一名食用肉類銷售公司的營業人員，正好有一次因爲在業務來往中，一位上門的消費者對他說：「真希望能吃到更便宜又好吃的肉類。」於是，清水先生唯有對這位消費者點頭稱是，但他對那位消費者的心聲念茲在茲，認爲唯有提供像那樣的商品，才能稱得上「真正的商業」。他雖將消費者的意見銘記於心，但他不過是一名受薪的被僱用者，根本無法進行如此的商業行爲。於是，他跳出公司自立門户，另組了一家公司。這已是距今二十年前的事了。

當時的肉品流通業界，只會在强力的保護行政政策之下，守住畜産農家的名目，而没有一家零售業者會銷售便宜的肉類。但清水先生卻單槍匹馬針對要害地直搗黃龍，領先業界的潮流。我之所以在卵磷脂尚未普及之際，發起「自我保健自然食物之友會」，其實也正是因爲受到清水先生的精神感召。清水先生曾經說過：

「那位消費者的一句話，簡直將我的人生整個改變了！」

人與人的相遇，甚至可以改變一個人的人生。在我人生的每個階段中，我也曾有過如此寶貴的際遇。有時候，我因爲有這樣的際遇而能獲救，受到鼓勵，感動得流淚，才會有今天的我。對我來説，人生之中最初的相遇，當然是和我的母親。

在人生出發點上的恩人

我是於大正十五年（一九二六年）出生於愛知縣東加茂郡的山地農家。由於母親生我的時候體弱多病，因此我打一出娘胎開始，便是一個極端虛弱的嬰兒。雖嬰幼兒時期的事情已不復記憶，但小學之後的事情卻記得一清二楚，反正在那段時期，我一直是頑皮孩子所欺侮的對象。

雖然我很想起而反抗，但奈何腕力太差。每當受不了別人的欺凌時，我就爬上附近房屋的屋頂，把瓦片掰開，然後一片片地丟下來，想盡惡作劇的方法來作爲報復。

母親經常必須爲了我的惡作劇而去向人道歉，父親也狠狠地叱責我一頓。有時父母不禁以爲：「這個孩子恐怕無法活到成人吧。」但是罵歸罵，母親還是經常弄來富於營養的蛋及人參給我吃，父親也常買豬肝煮給我吃。現在回想起來，這些食品在當時都是奢侈品，常人實在不易吃到。

但是，當時的我卻無法體會父母的用心，反而經常怨恨母親：「爲何把我生得這麼不健康！」健康和不健康竟對我的人生產生如此大的影響，難怪我會向父母發出如此一句怨恨之辭。不過，所幸在父母慈愛的撫育之下，我始終未走入歧途，這是値得慶幸的一件事情。

最近，「朝日新聞」的某一專欄上，刊載了一位女性讀者的投書，她寫道：「由於我從未得到母親的愛，因此我也無法去愛自己的孩子。」這封投書刊載之後，引起極大的迴響。作爲讀者的我，並不清楚這位母親究竟是一個怎樣的女性，所以我也不能輕率地妄加斷語，但我卻能深刻地體會到，「母親是子女絕對的保護者」這種心情，對這位投書的女性寄與同情，瞭解她强烈希望保護子女的心情。

孩子想要買什麼東西而得不到時，不會因爲家中貧窮而一直懷恨著母親。但是，如果母親不是站在孩子這一邊，這種記憶就會一輩子保留在他們的記憶之中。

作家曾野綾子女士是一位虔誠的天主教信徒，而且我也聽說，她是一位非常富於理性、智慧的女性。曾野綾子女士曾經如此斷言：「對孩子而言，母親應該就是一個絕對保護、支持他們的人，而我自己就是這樣做的。」我對這句話，有著深刻的感受。現在的我，對母親充滿了感恩的心情。在貧窮之中，她竭盡所能地讓我吃到富於營養的食物，這實在是難能可貴的事。正因爲我一出生便是體弱多病的孩子，所以才能因此享受到卵磷脂這種寶物。現在，我又透過卵磷脂爲衆多人們而服務，這真是極爲可貴的際遇。

倘若我在出生後便一直是個健康的人，而且是個精通學問的人，那麼，我想我一定不會對所謂的健康食品有所興趣。也許，我會在不懂得健康的重要的情況之下，度過平凡的一生。

由於有幸接觸到卵磷脂這種東西，我才獲得健康的身體。而我之所以懂得健康的好處，也都是拜母親之賜。我的母親已於昭和六十年（一九八五年）長眠於地下，享年九十歲。她可以說是得享天年，福壽雙全。對著這位安詳地長眠的老人家合掌膜拜的同時，

「健康的老年」及「健康的死亡」的念頭，不禁縈繞在我的腦海之中。母親直到臨終之際，仍然殷殷叮嚀著我健康的重要。

與卵磷脂的宿命性相遇

我自從由大藏省稅務講習所畢業之後，就擔任大藏事務官，歷經五年才退職。就某一個角度而言，我已經退出了公務員的世界。因爲在那裡我每天都重複著同樣的工作，這不禁使我懷疑：將父母小心呵護之下才得到的健康身體，浪費在這樣的工作上，是值得的嗎？當時，我的壓力可以說達到了極點。

退職之後，一位我認識的三河的大角頭，邀我加入他們的幫派，而且還聲稱：「我要將你培養成知識份子級的角頭。」也許當時的我雖然身體已很健康了，但要談到長壽那根本是不可能的事情，所以顯現出「浮躁」、「飛揚」的心態，所謂「相由心生」，正因爲我內心有這些想法，所以難怪三河的大角頭才一眼看穿我的心思，對我作出這樣的建議。

這個邀請其實對我也頗有吸引力，一開始我也有一點心動，可是像我這樣的人，根本不可能去和下層人士打成一片，和他們同流合污，蹚黑社會的渾水，更遑論去見習了，結果我很客氣地拒絕了他。

之後，我到屬於豐田系的運輸公司就職，因此和工會運動搭上關係。從此以後，我一直忙碌於工會運動，相繼擔任豐田公司工會的書記長及副委員長等職位。但也因爲參加了工會運動，而被下放至神奈川縣橫濱市的分公司。表面上是榮升高位，其實是明升暗降，藉以打擊我在工會中過於活躍的做法。儘管如此，我卻不想向公司提出異議。

因爲，一旦提出異議時，緊接而來的是必須花費冗長的時間去等待裁判。這實在是一件極爲無聊的事情。我的人生有多少時間來讓我如此浪費呢?所以我就當機立斷，趁此機會自立門户，設立了「京濱トヨペット」運輸公司。

「京濱トヨペット」正好趕上了經濟高度成長的浪潮，所以業務迅速成長。才不多久，一年間所經手的車輛已經超過四十萬輛，躋身於中堅企業之列。在此期間，我甚至親自擔任配送的工作，忙得幾乎連睡覺的時間都没有。我明知不可以過度勞累，但工作愈做業績一直在提高，所得也愈多，有時我實在是拼了命在工作，因此而種下禍根，也就是說，我終究持續不了多久。

不久，我便因内臟不適而病倒，住進醫院，最後終於不得不將胃及十二指腸全部摘除，這件事前面也說過。至於被醫師宣告爲癌症，卻是五年之後的事。

此時，我的身體確實是衰弱不堪，周遭的人都認爲我可能就此一病不起，非常擔心。然而，不認輸的我卻在病榻上想出一個計劃。此時母親讓我吃了人參，因此而救了我一命。但高麗參卻太貴了，而且不易買到，所以我就想到自古以來即被視爲健康食品而廣受愛用的大蒜，將它弄成粉末來服用。

自己的健康應由自己來負責，因此，必須自己多下工夫。縱使你所想的、所做的會受人嘲笑，其實也無所謂，因爲，別人根本不可能爲自己的健康而扛起責任。大蒜粉末雖然發揮了出乎意料的效用，但現在的我卻顯得沒有活力。此時，妻子建議我服用卵磷脂。於是，妻子在廚房親自動手製作卵磷脂讓我服用，效果非常不錯，我的體力顯然恢復了許多。

於是我又回去，重新擔任社長的工作，但此時有一個大陷阱正等著我跳進去。我所信賴的部屬，在擔任經理之職期間居然和金融掮客勾結，圖謀强佔公司。那位經理故意濫開支票，總額約有三億日圓，結果都無法兑現。最後，公司負債累累，此時除了自行宣告破產之外，別無他法。而此時討債公司的催討動作逼得愈來愈緊。

最令我失望的是，一向和我有所來往交情很好的業者，此時翻臉不認人，根本不肯對我施以援手，使得我告貸無門。而宣告倒閉之後，人人都恨不得來處分我剩餘的資產，那種窮凶極惡的模樣，對我而言是莫大的打擊。人的本性，果真要在這樣危急的時刻才能看得分明。

此時的我，已經被逼得走頭無路了，家人和親戚看起來遙不可及，無法對我施以援手，我只好獨力去解決債務問題，但還有什麼辦法可再站起來，似乎萬事皆休……。最後我想到一個下下之策，我決定以自殺取得人壽保險金，以償還債務。關於此事的來龍去脈，我已在其他的著作之中叙述過了，在此便省略。不過，我一共三度企圖自殺，卻三度都未遂以終。爲何會在最後自殺不成呢？要解説當時的心理實在不容易，但是，關於實行自殺前夕的記憶，幾乎都已消弭無形，連一部分也不復記憶了。

歸根結柢，可能是我對於人生仍有所留戀之故。當然，這也不能算是所有的真正原因。當時阻止我自殺念頭的因素，可能是屬於一種「上蒼的聲音」或「上蒼的命令」之類的東西吧！

三度自殺未遂之後，我終於徵得一位認識的計程車行老闆的同意，擔任計程車司機之職，準備再出發展開新的人生。

另一方面，當初我公司被侵佔的事件已付諸法律，進入審訊、判決階段。但我總覺得，法院一定不會對侵佔集團的非法行爲作出公平的裁決。這些把我逼得險些自殺的混蛋，即使判他們一萬個死罪，也不足以抵償他們的罪過。

所以，我決定在法院判決之後槍殺這侵佔集團的五名份子，然後再自殺，於是我連續數日埋伏在法院外面的停車場，等待機會下手。

計程車乘客的一句話打消了我殺人的意圖

這是昭和五十三年（一九七八年）的聖誕夜所發生的事。

我的家庭並不信仰基督教，所以也無所謂的聖誕夜。而我的心充滿了殺伐之氣，當然更沒有和家人一起歡度聖誕夜的心境。我的心中，只有「一定要將討債公司的騙子們送到另一個世界去！」的念頭。

這一夜，我在橫濱車站西邊出口載了四位年約三、四十歲之間的男性上班族，正要往福富町方向去。車子才開了不久，一位坐在駕駛座旁邊的男士便開口說：

「你以前大概不是幹司機的吧？」

他的話聽起來並不像在開我玩笑，而是以很認真的語氣在說著。他的指摘並沒有錯，可是像這樣的話我並不必要一一回答，所以我便充耳不聞。結果這位男士又再問我一次：

「你大概不是司機吧？」

此時，我只好含含糊糊地回答：「唉，就是啊。」誰知這位男士似乎想打破砂鍋問到底，又窮追不捨地問：「究竟有什麼原因呢，司機先生？」

「你問這些幹啥？」

「司機先生，你別生氣，請聽我說。我的父親因事業失敗而自殺了。當時父親的神情就和司機先生一模一樣。雖然事情的真相我並不清楚，但所謂「一死百了」，當事者縱可一死百了，其所遺留的家人卻必須一輩子背負著悲痛而生活著。這是不行的喲，千萬別尋短見呀！」

聽了這位男士諄諄告誡的話，我的內心霎時掀起了滔天巨浪，波濤洶湧。這幾位男士下了車之後，我將車開到鬧區的一角停下，一個人呆呆地坐了一會兒。街的那頭傳來了「聖誕鈴聲」這首曲子的旋律，不知不覺之中，我就配合旋律小聲地哼起了「叮叮噹，叮叮噹」。就這樣唱著唱著，突然我心中的殺伐之氣消滅了許多。騰騰的殺氣就好像山頭的雲霧被風吹散一般，被這樣的聖誕鈴聲一響，就消弭於無形。

這真是一場宿命性的邂逅。如果沒有這位男士的諄諄告誡，我現在可能已成了殺人犯。縱使不至於成爲殺人犯，但我心中的那股怨氣一定會讓我抑鬱寡歡，悲恨交加，變得憂傷憔悴，而劇烈的精神壓力，往往會奪去人的生命。

這位坐在我身邊的男士，真正是我生命中的恩人。他更給予一個人生的指引，那便是以寬容的心去看待一切。一般人在面對冷酷無情的現實時，都會逃避，也都會自暴自棄，不想面對問題去解決它，而我便是這樣的人。

逃避現實是絕對無法超越現實、解決問題的，如果我們想超越現實、解決問題，那麼首先必須接受現實，這是最重要的一個步驟。當我們接受現實之後，才有辦法去思考今後該如何解決問題的對策。於是我冷靜下來，仔細地思考我的債務問題，以及我心中的騰騰殺氣，如此一來，我的心突然輕鬆了不少。

如果說我因此而大徹大悟，那未免過於誇張了。不過，事實上當時我的心確實輕鬆了不少。

相信在各位讀者之中，有不少人是正面對著一些你很想逃避的現實，譬如家人、金錢、疾病、衰老、死亡等等，這些都是令人想起來就心煩意躁、避之唯恐不及的問題。然而，如果我們真的蓄意去躲開問題，那麼我們就一敗塗地了。假使我們心存躲避之念，那就永遠無法向前踏出一步。

談到接納，究竟該如何去做呢？有沒有簡單的途徑？根據我自己的經驗，方法便是檢視「自我慾望」。你不妨檢視一下自己是否有「我想做個有錢人」「我想痛快地飽餐山珍海味」或「我想健康且長壽」等等慾望，這些都是一己私慾。

以我的情形來說，我很想將所有的債務還清，像以前一樣繼續擔任公司的負責人，過著有身分地位的生活，這些都是物質慾望。另一方面，我想將害我不淺的不法份子一一消滅，這是生理慾望，這兩個慾望成天啃噬我的心靈，讓我痛苦難安。

檢視一己私慾之後，就必須將可以實現的慾望和無法實現的慾望區別開來，能區別兩者，便是所謂的接納現實了。

當一個人瀕臨「死亡」的瞬間，不，應該說「死亡」愈來愈接近時，寬容的心更加重要，而我們盡力去提高寬容的程度，尤其重要。

在時運不濟時能拉我們一把的親友

人不能獨自一人活在這個世界上，我們都必須在「社會」的共同體之中生活。無論哲人們再闡述如何高明的哲學，他們也都無法獨自一人生活，縱使能一個人遺世獨立，他們的生活仍然要和許許多多人發生關聯。

就以我們生活之中所不可或缺的電氣、自來水來說，我們用的水電，必須依靠在發電廠及水壩辛勤工作的人，然後還要有管理電線及自來水管的管理人員，完成輸送工作，水電才得以送至每個家庭中。另外，農產、水產也同樣需要許許多多人的協力合作，才有辦法送到我們手中，讓我們儘情享受。

人之所以被稱爲社會性的動物，正是因爲這個道理。因此，縱使我們想漠視自己與他人之間的關係，我們還是無法拒絕人際關係，那麼何不和他人建立良好關係呢？故意去抗拒人際關係，理所當然會成爲壓力的來源。

人際關係之中最爲深厚的莫過於親子關係。前些日子，電視上有一個報導鯊魚生態的節目。鯊魚是一種無法忍受飢餓的族類，相反地，當牠們吃飽時眼前即使有獵物靠近，牠們也會無動於衷。另外，北極的白熊也是一樣。就牠們絕對不作不必要的殺生這一層意義來說，很慚愧地，牠們實在是比人類更高等的動物。

現在我們再把話題轉回鯊魚。根據研究，觀察生產不久之後的雌鯊魚，我們可以發現：牠們的胃裡幾乎是空無一物。而研究們卻發現其原因何在，那是因爲魚類都有一種同類相殘的習性。也就是說，牠們會吃掉自己所產下的卵及幼魚，而鯊魚也是一樣。

因此，雌鯊魚爲了不讓自己吃下自己的孩子，就必須在生產之前先習慣於飢餓。這麼看來，這實在是非常了不起的母性表現。雌鯊魚爲了自己的孩子，情願竭力、徹底地壓抑自己物質上的慾求。

想到這裡，我不禁爲雌鯊魚無私的慈愛感動得流下眼淚。在親子關係、夫婦關係、親屬關係之中，我們經常可以看到像這樣無私的慈愛，但是，朋友之間的關係又如何呢？

在此，我想介紹我的一位好友。當我的公司被侵佔，周遭的朋友們紛紛離我而去，被家人瞧不起，最潦倒之際，只有一個人對我伸出援手，那便是新户部滿男先生。

當時新户部先生除了在青森縣弘前市經營一家汽車駕駛學校之外，另外也開了一家超級市場。當我去汽車駕駛學校開他們教學用的車輛時，與他見面的那一瞬間，我真有相見恨晚的感覺。無論在興趣或狩獵方面，我們都有共通之處。當時我們還相約，一年要到東北的山區遊玩一次。

我與他的交往，完全和生意不相干。我非常重視我們之間的友情，因此當我宣告倒閉時，我並未將這件事告訴他。但是，新户部先生一聽人說起我的消息，立刻便直奔橫濱而來，僅僅如此我就已十分高興了。

他一來就對我說：「我在弘前幫你準備了一份工作及住的房子。不用多說什麼了，和你太太一起來吧。」這是自從我破產之後第一次聽到來自友人溫暖的話語，使我感到慈愛的話語。雖然後來我婉拒了新户部先生的邀請，但無疑地，他又給我喪失的氣力、萎頓的心靈，賦予新的力量。

不久之後，我開始進行卵磷脂普及化的活動，但是，真正要推銷出去並不是一件簡單的事。正當我感到氣餒之際，當時正深受狹心症之苦的新户部先生，竟丟過來一張五萬日圓的訂單，這是我正式賣出去的第一批貨。不久之後，新户部先生又向我訂購了五萬日圓的卵磷脂。當我以爲新户部先生正很熱衷於服用卵磷脂時，打了一個電話向他道謝，結果才發現事實並非如此。

一開始新户部先生並未服用他所訂購的卵磷脂。其原因，或許在於我所認識的一位計程車公司負責人雖有心肌梗塞的徵兆，但從這位老闆給新户部先生的感覺卻是：「你所製造的東西不能相信。」

但新户部先生後來想了想又說：

「那位老闆的症狀不是逐漸好轉了嗎？其實這樣也可以信賴，反正向你訂購是不會錯的。」

對於那位老闆的閒言閒語我當然不能生氣，不過我倒很高興。由此證明，卵磷脂的確有其效用。

這件事的經過，我們到現在還把它當作一則笑話來看。不過由此也可看出，新户部先生對我的友情非常深厚。

我們都無可避免地生活於各種壓力圍繞的環境之中，關於精神壓力的問題，在第三章會談到，現在我就把壓力的結構簡單地說明一下吧。人一旦感到某種壓力時，身體會受到什麼樣的影響呢？

大致來說，有三大影響，即調節內臟機能的自律神經系統、荷爾蒙系統、免疫系統都受到影響，它們會失去平衡。

當然地，如此一來身體的正常機能就會出現障礙。譬如，消化不良，生殖、成長荷爾蒙的分泌受到阻礙，甚且對於疾病的抵抗力也會降低。這些弊害都很容易導致大病，這一點並不難想像。

造成壓力的原因不一而足，人際關係便是其中代表性的一個。朋友之間所具有的「感情」，和家人、同事之間的感情是不同的，一個交情很好的朋友，對於我們心靈的安定發揮了莫大的作用。

根據美國醫學家的研究，甚至提出了沒有朋友的人比較早死的數據。

享受人生

發現自己愉悅自在的心境

一九九三年所出版的《發現愉悅自在的心境》一書中，作者極力主張，每個人都應從眼前的生活之中去發現愉悅自在的心境。換言之，重新探尋愉悅自在的心境雖很重要，但從自己眼前的生活去探尋這樣的心境更爲重要。

談到愉悅的心境，其標準、水準因人而異。在金錢上的滿足，確實能令人心境愉悅，但圓滿的家人關係及工作、地位更能帶給人愉悅的心境。當然，健康也是形成愉悅心境的代表性條件。究竟哪一項是最重要的呢？或者，縱使很健康，但究竟何種程度的健康才能令人心境愉悅呢？這也是因人而異，甚至有種千差萬別的標準。

談到健康法，其情形也是大致相同的，並沒有哪一種健康法可以說是絕對的，這完全視每一個人所下的工夫如何而已。最要不得的健康法，是將健康法視爲和「武道」、「茶道」相同等級的東西。如果是非得捏著鼻子才吃得下去的東西，縱使能使身體健康，也是無濟於事的。有益於健康的東西，終必是要讓我們很愉悅地食用，這一點才是最重要的。

我曾經和某公司的專屬醫師談過話，他雖然身爲一位醫師，但同時也非常重視員工的心情，能站在他們的立場著想。所以，他對於患有成人病的員工，不會立刻指導他們不許做這個、不許吃那個。

照道理說，當肝臟稍有惡化時，就應該停止飲酒。但事實上，這些員工都是大型企劃案的執行者，擔負了責任，不可避免地也有對外的接待任務，常有一些交際應酬的場合，此時很難要他們不飲酒。原因在於：「對員工來說健康雖很重要，但工作的充實感卻是無可取代的東西。」我個人非常佩服這位醫師的見解，覺得他的見解很優異。因爲，對一個上班族的人生而言，他們的工作雖多少有害於健康，但他們莫不希望力求表現。

這位醫師對於此點非常瞭解，他對於患者的人生十分清楚。至於健康與工作之間如何取捨，則由患者本人去判斷。

我對於目前的「健康熱潮」，已感覺到某種危險性的存在。我甚至覺得有人爲了求得健康可以連命都不要了，當然這話說來有些諷刺的成分，但事實上並不離譜。也有人在雨中慢跑而罹患肺炎，甚至因此而喪命，這種情形不乏其例。

有些家庭主婦則爲減肥而天天上游泳課，但反而變胖。因爲如果游泳池的水很冷的話，身體爲了保護自己會增加脂肪的量，所以反而變胖。

治療腰痛的例子也是一樣。譬如，此時常用的溫熱療法，但據某位治療師說，這種方法絕對是錯的。他說：

「溫熱患部只能讓人暫時不再疼痛，但身體爲了適合溫度，在你溫熱外部的同時，內部卻開始發揮變冷的作用。尤其是在就寢之前，體溫本來就會稍稍下降一些，這是身體的一種節奏。身體的意志是『變冷』，但你卻在某部位加熱，所以身體會讓溫熱的部位冷卻下來。如此一來，患部在溫熱之後反而會更加疼痛。因此，此時應讓患部慢慢地冷卻下來才好。如此，身體會發揮一種作用，自然地讓腰部的溫度上升。」

這番話豈不言之有理嗎？我們的身體自然知道如何去保護自己的方法。所以，如果不懂這個道理，那麼再如何謀求某種健康法，反而都會變得不健康。

縱使是有益於健康的東西，如果你不想吃它而勉強去吃它的話，那麼身體根本就會排斥它。譬如，胃會有一種敏感的反應，因而無法分泌出消化液，如此一來，消化就會變得不良，營養成分很難成爲血液，隨著血液循環至身體各部位，而我們也會感到某種壓力。這麼說來，你吃這些食物豈可說是有益於健康，這根本不是健康的飲食。

人的身心兩方面都希望追求愉悅舒適，這是自然的道理。如果我們想追求健康，就應遵循此一道理。但誠如先前我所說過的，愉悅自在的標準是因人而異的，所以健康法也有千差萬別，每一個人都應用心去考量自己所需的健康法。

在飲食方面，首先我們應最先考量自己所喜歡的東西。在每天的生活中，也應將「忍耐」抑制至所必要的最小限度。我們可以說爲了十年內的愉悅自在而一直忍受至今日，這也是一種生活方式。但是，忍耐會轉化爲壓力，侵蝕我們的健康，這一點請別忘記。

死亡並不一定是連續的生命的結束，有時死亡會突然來襲而將生命斬斷，中止一切，此時後悔已太遲了。

我就不想每天過著忍耐、克制口腹之慾的日子，而隨心所欲地吃自己所喜歡的東西。我不喜歡吃宴席料理或全套的法國料理，因爲，在全套菜色中總有一、兩樣自己所討厭的，所以我進餐的基本方式是，只選擇單樣享受讓自己吃得愉悅的食物。

除此之外，我也儘可能去實踐自己能力所及的健康。具體地說，便如我在「序言」中所說的內容。

現在不妨再重述一遍。「愉悅自在保健學」並不是以長生不老爲目的，最優先考慮的，應是實行讓身心都愉悅自在的生活。爲此，我們應相信自己身體的奧妙，身體便是自己的好朋友。我也相信，愉悅自在的生活是保健的結果，也是長壽的根源。

所謂討人喜歡是什麼意思？

請不要誤解，「討人喜歡」和「去討人喜歡」是不同的。你難道不能喜歡人？如果做不到，不如先將這本書丟掉。

我就常常被稱作「好好先生」。

下面我想介紹一則故事。對我來說，似乎有一點自我吹噓之嫌，不過大家不妨當作一個「討人喜歡」的例子來參考。

我爲了向培養、塑造自己的健康及人生的卵磷脂有所回報，只要有人邀請我去演講或實地示範製作方法，全國各地我都願意前往。因爲是以回饋爲目的，所以我並未接受演講費，不僅如此，我還自掏腰包支付交通費、住宿費。這絕不是自我吹噓，我確實對卵磷脂有著極大的感恩之念。

前面談到「任何地方我都會去」，在我的著作中，以及「自我保健自然食物之友會」的會報中都曾介紹過這一點。因此日本全國當然不在話下，連亞洲各國、夏威夷等地都有人來邀請我去。只要時間上許可，我都會應邀前往。但是，世人總是將人的行爲與金錢聯想在一起，不免有一些人抱持質疑。

有一天，一位自稱山陰某縣政府公務員的男士打電話來，在寒暄之後，他說道：「你真的是免費且倒貼交通費前來演講嗎?!你可不要隨便說說騙人呀！天底下哪有這樣的人。你不要話說得好聽，到時候又來要求巨額的報酬。」

我以前的脾氣也蠻急躁的，如果聽到這樣的話必定不會默不作聲，一個人忍受著。但因爲我確實對卵磷脂抱著感謝之念，所以心境自然地寬容許多。當我聽到這樣的話，我便回答那位男士說：

「錢我可是多得很，而且我這個人生性就很節儉，不該花的錢我絕不浪費一分錢，但如果有需要的時候我也不吝嗇。如果是爲了全國需求卵磷脂的人們，我不僅不要報酬，甚至願意花時間來爲各位服務。」

話雖如此，那位男士還是無法瞭解我爲何這樣做。

「你不過是將話說得好聽罷了，難道你要自己帶便當來嗎？」

「我會去的。到的時候我該找誰呢？請你告訴我。」

那位男士聽了我的回答，似乎被我弄糊塗了，有好一陣子他沈默不語。

「請快點告訴我好嗎？我會在一星期以內到那裡去。」

我一再問他連絡的地方，那位男士才將他的姓名、工作單位及電話號碼告訴我。說老實話，我也是一個歷經各種大小場面的人，怎麼會如此輕易地被嚇得打退堂鼓。於是我依照先前的約定，在一星期之後到該縣政府去拜訪他。

我找到一位負責總務的課長，向他說明來訪的來龍去脈，對方似乎露出有些困惑的表情，跟我談到那位男士的事。

我從他的口中得知，那位男士平日喜歡與人說長道短，並且視爲人生的樂趣之一，可見是一個有些難纏的人士。我拜託課長將那位仁兄請出來，但見了他本人之後，只覺得他蠻謹慎小心的，並不是什麼壞人。

「我是野本，我現在依約來拜訪了。」

當我報上姓名之後，那個男子似乎有些慌張起來，視線四處游移著。接著，他突然一轉身，有如脫兔一般奔出房間不知去向。這個世上真是「一樣米飼百樣人」，什麼奇怪的人都有。我此時並未覺得很遺憾，或者有何損失。

當時我是這麼想到的：「那個人必定會爲自己的行爲而稍加反省。倘若如此，那麼我的拜訪就很有意義了。」

坦白說，我並不是自誇做了什麼善事，也不是自誇。此時如果我生氣了，其實反而對我不利。因爲生氣會產生壓力，必定會帶給身體不良的影響。當個「好好先生」，其實正是驅除壓力這一健康强敵的一種手段。

前面我說過，一個不能討人喜歡的人不如將本書丟棄，我之所以說這樣的話，正是此意。

任何人年齡一大，都會有一種以自我本位來看待事物的觀點，這種傾向愈來愈强烈，也是理所當然的。其原因多半與老化有關。關於老化的機制，我們會在下一個單元詳加討論。

總之，人一旦老化了，就會對自己有一種很執著的觀念。譬如，視力減退、內臟機能變弱，牙齒也咬不動好吃的東西……，總之許許多多令人遺憾的事情不斷發生。像這樣的情形之下，人當然免不了凡事優先考慮自己。

其實，自我本位的觀念並不是不好。人即使年紀大了，也不該與社會隔絕，如果在與他人的交往中兼顧了他人的立場，有所表現的話，那麼這種「自我本位」就不至於有何差錯。人際關係一旦不協調，就會產生壓力，這種壓力則會妨礙健康。

根據統計顯示，夫婦兩人很恩愛，或者與兒子、女兒的同居關係良好，擁有感情深厚的朋友的人，都較能長壽。

我們現在不妨舉個例子，以搭乘電車來說吧，一般車上都設有所謂的「博愛座」，有些老人一上了車就立刻去找「博愛座」，但這些位子總是先被佔走了，此時，老人一看位子有人坐了便四處張望，很露骨地表現出「我是老人，你們應該讓位給我坐」的態度。如果明知有老人站在面前卻裝作不知情或者假寐，這種人我看了也很生氣。

不過有些老太太卻不是如此，她們不會一上車就表現出「有誰可以立刻讓位給我」的態度，急忙地東張西望。她們雖然年紀大了，但卻表現出很自在的樣子，一上車便抓住把手，不會到處張望要人讓位，顯得很自在。但她們愈是如此，愈有人讓位給她們，愈是不倚老賣老的人，反而愈能博得他人的好感，而讓他人願意幫助他或讓位給他。

在此，我想介紹一則從醫院的護士聽來的小故事。這位護士在「神經内科」大樓擔任看護的工作。她所看護的病房之中，多半是腦中風、腦梗塞或老人病的患者。這位護士對待病人既親切又細心，實在不愧「白衣天使」之美稱。她說：

「其實，護士對於患者也有好惡之分。當然這是很不應該的，不過我也不例外，對於患者有著好惡之分。有時我也常自我反省，不過有時我們在護士站不僅談論患者病情的話題，甚至議論對於患者的好惡。」

那麼，她們究竟喜歡怎樣的人，又討厭怎樣的人呢？

「我們所喜歡的是對於治療疾病有著積極態度的人。患者的家人如果能任勞任怨地獻身於看護的話，患者治病的意願就會較高，也較積極。這棟病房的特徵，是患者多半比較不擅於自制，雖然患者比較不擅於自制，但從他們的行爲之中，往往便可以看出一個人的人生觀及性格。反正無論好壞，全都會表現出來。有時在吃飯時，可以看見一些患者會去幫助病情比自己更不好的人，我們心裡也覺得很欣慰。一個人如果本身病情不好，卻能爲病情更不好的人著想的話，那實在很可取。」

接著她又舉出數個討人喜歡的患者作爲例子，當然，她對於不討人喜歡的患者就略過不提了。不過，只要從好的例子倒過來想也就不難想像。希望本書的各位讀者們，在萬一生病時能做個討護士喜歡的人。

這也是我對自己的一個警惕。最後，我想介紹世稱普門圓通禪師的仙崖和尚所說過的話，他將「老年人應如何做才能討人喜歡」，簡潔地表現於狂歌之中。這也是警戒我們不要暴露出「老醜」之態的話語。人老了或許會耳不聰目不明，但爲了享受人生，我想人最好多多讀它，把它當作享受人生的秘訣。

「覺得想聽，感到死之即至，心感到扭曲，貪欲無厭，嘮叨囉嗦，喋喋不休，愛出風頭，又喜老調重彈，自覺了不起而惹人厭。」

付出而非承受

這是我的信條之一。也就是不去想我能承受些什麼，而是去想我能給人些什麼。

我便是因爲遵循此一信條，所以不會獨佔卵磷脂，反而致力於推廣卵磷脂的活動。我希望任何人都來仿造我所製造的卵磷脂。這些話我也常對「自我保健自然食物之友會」的會員們說。我在各地的演講會場或在靜岡縣所舉行的研討之旅時，也儘可能實地示範卵磷脂的製作過程。

另外，當我應邀前往實習製作卵磷脂的「製法教室」時，也是自掏腰包購買材料去指導學員。我希望有更多的人來模仿製造卵磷脂，結果，在日本全國各地都有卵磷脂的「健康共同體」出現，這正是我所希望見到的事實。

一些生意人也常來找我討論關於卵磷脂的問題，當然，我自己本身也藉著卵磷脂來做一些生意，有人來拜訪我表示競爭者日漸，或許對我有負面影響。但是，我對他們說：「你們儘管來模仿。我絕不會收你們一分契約金。但有一點你們千萬得注意，絕對不可以製造品質不佳的產品去銷售，如果不守規則，我一定不會放過你們的。」結果，實際上有許多人展開了他們的卵磷脂事業。

我覺得這樣也很好，就推廣品質良好的卵磷脂這個目的來看，這件事是否會對我的事業造成負面影響，已是枝節問題了。我根本未將卵磷脂及「自我保健自然食物之友會」看成個人的私有財產，甚至從未有如此的念頭。卵磷脂是屬於所有希望獲得健康的人們的東西，而「自我保健自然食物之友會」也是屬於會員全體的團體。我不過是代爲管理會裡的事務性作業，以及代爲銷售而已。

因此，雖然我自己有兒子及女兒，但我不會讓他們成爲我的繼承者。至於「自我保健自然食物之友會」，我也想將它改變爲公共的組織，當然這僅停留於構想階段。

請各位瞭解一下我的信條。而且，這些信條不僅是我而已，有許多人也都在實踐這些信條。下面我且介紹幾個例子。

NHK電視的節目「列島紀事」，是一個以溫馨手法介紹日本全國百姓生活的節目，只要時間上許可，我都會錄下來再欣賞。在這個節目中，曾介紹了京都府一位資深醫師的活動。他從訪問臥病老人的家裡並爲他們診療之中，找到了人生的樂趣，這位醫師實在了不起。

在節目中他這樣說：「如果當醫師的人不到病人的家裡訪問，那就無法瞭解真正的情況，譬如，病人的經濟狀況，以及和家人、子媳的相處情形是否融洽都不知道，但這些都和疾病息息相關。」我對他的話甚有同感。我們的社會如果多一些「不僅診斷疾病也關心患者」的醫師，那麼就令人更有信心，也不再那麼害怕了。

當我看到這位醫師帶著護士徒步在狹小的巷弄，有時甚至還需小跑的背影，我覺得有一股莫明的感動。這位醫師將他的「仁心」給了患者，相對地，他也從患者身上感受到人性美好的一面……我不禁如此想。

《朝日新聞》曾刊載香川縣一位八十七歲的老人會會長的話。那位會長名叫八代一喜。他說：「老年是寂寞的，但如果僅僅默默地死去，那就太悲慘了。老人其實擁有許多智慧，可對社會作出許多貢獻。」他便是一個具有如此信條的人。基於此一信條，他經常將古老的故事以現代的方式創作戲劇，演給附近的學童欣賞，並且去訪問、慰問獨居的老年人及老人之家的老人。

總之，這些都是老人俱樂部的活動，並由他一手安排。他量力而爲，將一己之力貢獻給社會，讓他的老年發光、發熱。這位老先生所提倡的一句口號是「不要做被愛的老人，要做愛人的老人」。這是一種多麼偉大的胸懷啊！

壓力是各年齡層共通的問題，不過是由於年齡層的不同而改變壓力的內容罷了。老年人如果不被人愛的話，那就會產生不安，甚至致病，並且對死亡感到不安。要紓緩這種壓力的方法之一，便是對人有所付出。總之，不要爲了獲得而給予，而是專心地給予，毫無雜念，如此一來，壓力便無隙可乘了。

享受老年

會加速老化的是寂聊的生活

伴隨著老年而來的老化，是人人一律平等、無可避免的事情。這與財產的多寡並無關係。無論你是否過著幸福的人生，年老是確確實實會來到的事情。我們都怕年老，因爲一旦年老，身體總是百病叢生，而且家人或伴侶都有可能先離我們而去，子女也都會離開家庭，最後多半必須孤寂地生活。但真正可怕的，卻是等待在老年前面的「死亡」。尤其老化的現象之中，最多見的是伴隨而來的癌症及腦中風等疾病。

人們會感到不安也是莫可奈何的，而不安正是會導致人們最大壓力的因素。當然，當我們一感到壓力時，副腎皮質就會釋出荷爾蒙，這些荷爾蒙會影響食物的消化速度，或者阻礙成長荷爾蒙、免疫產生物質的分泌。

消化一旦不良，很顯然地必會造成身體吸收必要營養的障礙。這種免疫產生物質的分泌一旦受到阻礙，則體内對於侵入的有害物質的抵抗力就會變弱，結果人就容易致病。

關於老化機制，衆說紛紜未有定論，但一般而言，咸認爲人一旦年老，身體細胞的數目及水分就會減少，這正是老化的原因。除此之外，血液的質會有所變化，膽固醇也增加了。當然，腦部的活動力也會減弱。

東京農工大學教授藤本大三郎先生在《爲何會老化？》一書中，介紹了一種說法，其内容便是：當細胞的數目減少時，維持細胞組織所不可或缺的骨膠原（Collagen）就會大量增加，如此一來，内臟及血管的活動就會變得遲鈍。

相反地，也有另外一個說法是：當佔蛋白質三分之一的骨膠原隨著老化而遞減時，那就關係著身體的衰退。

總之，無論如何支持身體的蛋白質，尤其是骨膠原的增減，關係著老化的程度非常高。我們儘管可以去瞭解老化的機制，但卻不蓄意去抵抗老化。我倒覺得，雖然老化了，還是應該多去結交朋友，維持良好的友誼，這才是享受人生的秘方。

當人不希望老去的時候，他就會去保持健康。人人都希望年輕，永遠生龍活虎地過日子。這是人的本能之一。不過，老年雖然是衆人一律平等的，但老化的速度卻是因人而異。

政治家或財經界人士之中，有許多人年過七十仍堅守崗位，非常活躍，而且，他們通常紅光滿面、精神飽滿。而究竟是因爲精神飽滿才保住他們的地位，還是因爲保住了地位才精神飽滿呢？這是一個如蛋和雞般的問題，我倒是認爲後者才是正確的。

這話是意味著什麼呢？也就是說，當一個人和社會持續地保持關係時，才有健康的身體，這件事情非常重要。

最近，我心中經常懷著一個疑問，許多人都希望長壽而不希望老化，可是我也常懷疑他們其實是希望老化。大家都知道，今日的日本，是一個極度競爭的社會。無論是上班族，或是自營事業的人，都必須在嚴酷的環境之下工作，求生存的機會。而一旦達到某種程度的年齡，就會想逃開這樣的環境。

有這種想法是理所當然的，也是可以理解的。此時，人們通常還有大致過得去的年金可以領，也都可以過一種比較優游自在的老年生活。但我認爲，當一個人開始想過「優游自在的老年生活」時，其實便是老化的開始。

我們常說：「身體有些僵化了所以做不動。」這話果真如此嗎？

我想可能是因爲你自己根本不想動、不想工作了，才會感到身體僵化吧！關於這個問題，希望各位再仔細地想一想。

社團法人「發明學會」的會長豐澤先生，對於日本的業餘發明家而言，是個有如神一般的人物。他的所做所爲，都不是爲了私利私慾，他將業餘所做的了不起發明賣給企業，並幫助一些有創意但無法完成作品的發明家，爲他們說話。聽說他今年已經八十八歲了，但最近他還出版了名爲《著作權的取得法、活用法》的單行本。

這位八十八歲的老人，實在是精力充沛。他經常將偶然產生的點子記下來，每天上洗手間時，甚至都規定自己想出一個點子出來，他已將此事視爲義務。他曾經因爲在家中的樓梯跌倒而不良於行，但他還是持之以恒地每天從自宅（東京·世田谷）搭電車至發明學會的本部（東京·新宿）上班。

他在本部中經常作出各種決定，同時，一有空暇便執筆爲文。

他過著這樣的生活超過四十年以上，既規律又持續不輟。這種精神，已經超乎常人。我也曾自誇是個喜好創意、好奇心旺盛的男人，但在豐澤先生的面前，我不過像個幼兒罷了。

如果你稱讚豐澤先生很長壽，那真是一種失禮的舉動。

「我並沒有特別想要長壽，但我實在有很多想做的事情。」

豐澤這麼說。這實在是了不起的想法。豐澤先生的生活方式，正是維護健康的原則之一。人只要基於「在死之前仍持續地工作」的信念，而不斷地維護健康，那麼就會長壽了。

至於要如何去想新點子的方法，豐澤先生是這樣說的：

「任何東西都可以。難道你沒有發覺到周遭有不合意、不方便的地方嗎？首先，你要把它找出來。然後就要去想一想有沒有解決的方法。許多被製造成商品化的業餘發明品，幾乎都是出自於想要解決生活上的不便的創意。譬如，業餘發明界在戰後最大的創意，便是洗衣機的除渣網。這是一位家庭主婦的發明。據說，她因此而賺取了數億日圓專利費。雖然，這個發明並不一定是以賺取多少金錢爲最大目的，但卻非努力地將它變成商品不可。無論是對家或自己，只要有助於生活上的便利，我們都應該去做。」

他的這番話，我想是非常含蓄，尤其是對於應該去考量讓它成爲商品的創意、構想，我更覺得有强烈的共鳴。有許多人便是爲了創意的商品化，才特別努力地取得專利，或者賣給企業，這是非常好的事情。「長壽也是由用心中求得」，這是非常達觀的想法。但我還是覺得，如果想要追求「快樂」，那麼「慾望」是不可或缺的，過著過於寂寞無聊的生活時，反而會產生壓力，提早細胞的老化。

豐澤先生還完成了另一項豐功偉業。

被稱爲高齡男性的「宿命病」的疾病，便是前列腺肥大症。當時，豐澤先生便是罹患了此一症狀，而當時的手術法，一般都是使用電氣手術將肥大的前列腺切除。但豐澤先生無論如何都不讓身體接受手術。

「首要的原因是我怕病。但另外一個原因是發明學會有許多工作，要住院三星期，簡直是不可能的事情。」

於是，他到圖書館借了有關前列腺肥大的書籍來看，加以研究，他認爲自己可以治療而不必切除前列腺，決定挑戰一切。結果，他真的不經手術而治好了前列腺肥大症，他的想法實在非常執著。他還把這件事情的始末寫成單行本，並成暢銷書。

目前有關前列腺肥大的手術法，只需住院極短的時間，接受ＹＡＧ鐳射治療即可。當然，我不很贊同豐澤先生的方法，不過對於他相信自己的身體，自己去尋找治療法並付諸實行的做法，我打從心底敬佩。

老化的原理

關於老化的原因，有許多科學者一直持續在研究，但直到目前仍未有一個決定性的解釋。坦白說，人體是非常複雜。

因研究骨膠原而知名的藤本大三郎博士，在其著作《爲何會老化？》一書中，對於老化原因的幾個說法，作了深入淺出的介紹，如果有興趣的人，可以找來一讀。

衆所周知，人類的身體是一種細胞的集合體。而細胞的大部分成分便是水分。不過，蛋白質卻佔了其重量的二十%。目前，大家都對水極爲重視。譬如，礦泉水之類的商品及淨水器組合都非常熱門，便是一個代表性的例子。由此可見，佔了人體大半的水，和健康當然不會毫無關係。事實上，日本的長壽地區之中，人們所飲用的是富含礦物質的水。屬於礦物質之一的錳，具有可以防止鹽分之害（亦即增加膽固醇）的力量。換句話說，它可以防止動脈硬化及心肌梗塞。

人一旦年紀大了，身體的水分就會隨之減少，因此，人如果不適度地補充水分，那麼水分就會被濃縮。血液是一種不可思議的東西，過淡或過濃都會造成弊害。如果過淡，那麼營養便無法在體內循環，過濃的話，則過重物質就會附著於血管上。也就是說，血管會隨之阻塞，而形成動脈硬化等病的原因。如上所述，和老化是息息相關的。

另一方面，蛋白質又如何呢？

我們都知道，屬於日本人三大死因之一的腦中風，可以用良質的蛋白質來加以預防。也就是說，它可以保持血管的柔軟性，而且具有將形成高血壓的鈉從體內排除出去的功能。尤其大豆蛋白質及魚類，更明顯地具有此一功能。

在日本，腦中風死亡率最低的是哪一縣呢？根據京都大學大學院教授家森幸男先生及WHO（世界衛生組織）的調查是沖繩縣。另外，其他主要死因的癌症及心臟病致病率最低的數據，也出現在沖繩縣。在家森教授所著的《終於找到長壽的秘訣》一書中，他指出原因在於沖繩的傳統性飲食。這項調查，實在非常了不起而具有意義。

談到沖繩，最有名的便是豬肉料理。我曾訪問沖繩數次，每次宴席上的主要菜色一定是豬肉料理。我並不討厭肉類，所以我經常吃得津津有味，但同行的人幾乎都對此敬謝不敏。

家森教授指出，在豬肉料理中，如果是煮得很爛而將脂肪充分袪除的低鹽分豬肉，便富含動物性蛋白質、動物性脂肪，另外，昆布（纖維、多價不飽和脂肪酸）、豆腐（植物性蛋白質）、豐富的魚貝類及水分，都是支持長壽的飲食。

我對於他的說法確實能充分瞭解。總而言之，這些都是能產生促進血液循環成分的食物。

有許多人一談到肉，就會立刻聯想到膽固醇。直到現在，仍有不少人相信高膽固醇等於「不好」這個公式。當然，司掌人體成分的部分如果過剩的話，就會出現弊害。

膽固醇也分爲良質膽固醇（HDL）及劣質膽固醇（LDL），只要適量地攝取，就會成爲各種維生素、膽汁酸及維生素D等基本「活力源」的來源。在沖繩縣，食物中膽固醇的值高於全國的平均值。也就是說，膽固醇也是長壽的原因之一。不過，如果LDL過剩的話，那就有「凝固起來而阻塞血管」的缺點。

如此一來，便形成血液循環不良、動脈硬化等疾病的原因。爲了避免如此，平日就有必要多多補充卵磷脂、不飽和脂肪酸、維生素E等營養素。

沖繩縣的人，除了食用豬肉之外，還常吃用昆布及豆腐所做的料理，我想這便是理想的長壽料理。

現在我們再把話題轉回蛋白質。

蛋白質可以說是人的命脈，但其種類及作用都不只一種而已。首先最具代表性的是酵素。它有如觸媒一般，具有使水分及食物在體內轉變爲有效物質的作用。如果沒有酵素，爲了維持生命而運作的「體內化學反應」就無法進行。另外，蛋白質中有一種是血液及骨肉的基本，像骨膠原一樣具有能防護身體的作用。這些蛋白質一旦不足，或者積存於體內超過必要的量，或者變質了，都會使身體自然地老去。

誠然，蛋白質也會成爲老化的原因，也由於它是佔了身體成分大半的物質，所以必定會給予身體極大的影響。

另外，維生素E也很重要，它可以防止身體的氧化，並且具有保持血管功能正常的作用。人年紀一大，身體的細胞多多少少都會受損。如果這些受損的部位被放任不管，那麼就有氧化、細胞本身開始變質的可能性。

細胞本來的性質一旦發生變化時，就會發生各種障礙。所以，我們必須設法不使身體氧化以保護身體。維生素是一種可以不使身體氧化的物質，富含於魚貝類、海藻類之中。

人之所以老化，是各種原因摻雜在一起所引起的「化學反應」所致。在漫長人生之中，每天生活累積的結果，表現出來的便是老化。於是，人們難免會問道：究竟應如何去爭取健康，應如何認真、如何下工夫才能真正擁有健康呢？

但是，另外還有一個問題也是無法避免的，那就是一個縱使再長壽，人的壽命最多也只有百年而已。人如果沒有面臨「死亡」這件事，或者人人都可以活到五百歲之久，那麼地球會變成什麼樣子呢？屆時人口可能會無限地增加，而食物不足及環境也會陷入嚴重的狀態。到時候，可能會成爲「沒有人死亡的星球」也說不定。

我認爲，創造了地球並讓人類出現在這個世界上的造物主，一定是害怕這樣的結果，才讓人的壽命有所限制。老化確實是一種「化學反應」的結果，但我對於人的細胞之中潛藏著一種「自我破壞」的系統這樣的說法，也深表贊同。

安心地面對老年

日本可以說是世界上屈指可指的長壽國。根據厚生省最新的平均壽命資料，男性是七十七·二一歲，女性是八十二·一一歲。其原理大致如以下幾點。

第一、或許是日本人的飲食。日本人的飲食雖然已經洋化了許多，但日本人的主食仍是米食。而米之中很均衡地含有人體所必須的八種胺基酸，其消化吸收率達九十八％，非常之高。換句話說，身體中產生熱量的來源的營養並未被浪費掉。而且，日本的山珍海味非常豐富，尤其魚貝類更是非常優秀。

例如，沙丁魚、秋刀魚等大衆化的魚類，都極受日本人歡迎，在料理法上也下了一番工夫。章魚、墨魚的產量都非常豐富。尤其是墨魚，衆所周知這是一種膽固醇很高的魚類，但在我們攝取了身體所不可或缺的量之後，墨魚會將不需要而排除到體外的膽固醇成分吸收進去，所以具有非常良好的性質。

使用像這樣的材料製作營養均衡的料理，便是日本人長壽的最大原因。

第二、值得介紹的是充實完善的醫療制度。就目前日本六十五歲以上的人的患病率來看，每一千人之中住院的患者約有三十六人，而到醫院就診的患者約有五百三十五人。就實際上的數字我們再來看看，臥病的老人約有七十萬人，需要看護的痴呆性老人約有一百萬人。除了在家之外，住院或住在特別老人之家的人約有五十萬人。其他的便是在家看護的老人。

雖然一般而言，人們對於設施太少有所不滿，但原則上，老人醫療中患者所負擔的費用只佔一般醫院的二～三成，在老人醫院，則外面轉入者一個月需一千日圓，住院者則一日需七百日圓（一九九四年四月），我認爲制度是一應俱全，就健康管理的層面來看，老年人可以安心地前往醫院接受治療，這是一件非常有意義的事情。

而且，居家看護亦即有家人在旁照顧而接受療養，對患者而言，可以防止他們產生壓力，對於促進恢復健康有著極大的效果。

以法國或美國爲例，它們是徹底個人主義的國家，子女極少親自看護父母，而父母也幾乎都不希望子女來看護自己。但在日本，「家人」這個名詞還勉强地存在著。不過，居家看護使家人在經濟上、精神上、時間上有極大的犧牲，也是明顯的事實。我所認識的一對夫婦，便是因爲看護所引起的糾紛而導致離婚，這是一個很不幸的例子。

結果，恐怕終究會落到如此的親子關係或夫妻關係。過去如果是對子女不夠慈愛的父母，而要求子女同住的話，子女的意願也許就很低了。若丈夫一向對妻子不好，當丈夫的母親罹患痴呆時，妻子不願意去照顧婆婆，這種情形當然也是可想而知的。要去責備她們，恐怕也是不太適切吧！

我們隨時都必須有一種心理準備，千萬不要到了年紀大了時候，才面臨「求生不得，求死不能」的窘況。當面臨死亡時，如果想要求家人的「無私的關愛」，恐怕也是很難如願以償。

人一旦超過六十歲，通常任何人都有罹患腦中風的危險性。其症狀大致是腦血管阻塞或破裂，而周邊的細胞死亡，突然地失去意識，手腳麻痺，而且會出現語言的障礙等等。這些症狀總稱爲腦中風。

大抵而言，它可以分爲由於動脈硬化而使血管變細，細胞無法獲得營養而引起意識障礙的腦梗塞，這是最多見的原因（佔全體的六十％），其次是由於高血壓引起頭部血管破裂、失去意識所導致的腦溢血（佔三十％），以及蜘蛛膜下出血（佔十％）。另外，腦梗塞又分爲腦血管變細的血栓症，以及腦以外部位的血栓塊及脂肪塊進入血液之中而導致血管變細的塞栓症。

一九九一年日本約有一百一十萬八千人是因爲腦中風而死亡的。

人的腦部實在是不可思議，當一部分的細胞死亡時，周圍其他的細胞立刻會出動來取代死亡細胞的角色，發揮作用，但當人老化之後，這種能力便隨之消失。死亡的細胞不會復活，因此也就呈現出劇烈的症狀。

腦中風之所以可怕，便是因爲它會留下手腳麻痺的後遺症，但最最可怕的便是痴呆化。罹患腦梗塞時，如果血管阻塞的部位很明顯地只是暫時性的，那麼即使再嚴重，也有復元的希望。我曾經請教過一位相識的神經內科醫師，據他的說法是，如果症狀是發生在以電子掃描也無法發現的微血管部位的話，那就很有可能變成痴呆症。

避免罹患痴呆症

我有一位年輕朋友（姑且稱爲A先生），父親因爲腦梗塞而病倒，約一個半月之後，被診斷罹患了輕度的痴呆症，只好出院。在一般醫院，對這種病症通常都會優先給予「緊急治療」，且在支付醫院診療費用三個月之後，費用也都會遞減。

雖然如此，A先生仍然決定暫時先在家中看護父親。一星期之後，我曾經前往探望並給予鼓勵，之後想招待A先生夫婦吃頓飯，因此打電話和他們連絡。但A先生的回答是：「我很想到府上拜訪，但父親一刻也不能離開我的視線。我們夫婦要輪流照顧父親，實在抽不出一點時間。您能打電話來就很夠了，我們心領了。」

在電話中，他講起話來聲音有氣無力的。聽了他的聲音，我可以想像得到他們精疲力盡的神情，所以我不禁在電話中告訴他：「只要是我能做到的，請您儘管吩咐好了。您們夫婦兩人一定要注意自己的身體呀！」關於痴呆性老人，我也見過一些例子，所以正因如此我才能瞭解A先生夫婦的辛苦。

A先生在電視公司的外包製作公司擔任主持人，他的太太也是一個活動力很强的人，和朋友合組一家小公司，將家庭主婦們組織起來，而從事於和地域有著密切關係的生意。如此一來，他們必須兼顧工作及家庭，正因爲如此，兩人都極爲忙碌。在這樣的情形之下，他們還必須照顧父親，這並不是一般人可以做到的事。

一旦罹患了痴呆症，患者就會開始四處徘徊，不分日夜，一開始是在家中，然後就到外面徘徊。只要視線一離開他們，就不知道他們跑到哪裡？這都是千真萬確的。在飲食方面，也必須特別爲他們準備一份菜單。他們多半無法吃固體食物，下體的感覺通常是麻痺的，所以常常包著尿布。大小便之後，還非得家人爲他們清理不可。另外，一星期必須至少淋浴一次以清洗身體。

結果，A先生夫婦決定將父親送到「老人醫院」去住院。所謂的「老人醫院」，只是一種以看護爲主的醫院而已。日本全國約有一千四百所這種設施。（如果想知道詳細的資料，請參閱《全國老人醫院指引》一書，或詢問本書的編著者「威爾內斯醫療資訊中心」）

他的太太後來全力投入看護公公的工作，但是，兩人因爲徹夜的看護而疲累不堪，最後甚至連身體也弄壞了。A先生對我說：

「我覺得必須考慮到妻子的健康，以及孩子們的情況。雖然這樣做對父親不好，但我們還是達成了不能再做能力所不及之事的結論。」

我看見A先生在報告這番話時臉色一副憔悴至極的樣子，我立刻覺得他的決斷是正確的。我想任何人都不應該因此而責備A先生。

「母親依然健在，我想她至少能在白天這段時間照顧父親，分擔居家看護的工作吧……」

「不得已嘛，你的人生還很長，而孩子們的人生才剛開始。萬一你倒下去的話，你的家人該怎麼辦呢？你應該儘可做能力所及的事情，而絲毫不必覺得羞恥。」

我這樣鼓勵著他。我想各位讀者的感想也許和我不同。大家也許會認爲A先生忽略了自己身爲兒女的責任而責備他，但話其實也不能這樣說。我認爲，人應該甘心地承受老化以及伴隨老化而來的種種疾病、不快。人能活到這麼一大把年紀，應該已是萬幸的事。如果有隨之而來的代價，產生種種疾病，那也應該甘心地接受它。

請不要誤解，不要認爲我主張人老了就應該有疾病。我們應該努力於使自己老後不要生病，活得健健康康的。我自己本身，也是幾乎拼了命要獲得健康，今後也將持續這樣的努力。

但儘管如此，老化仍確實會來到，而且老了也很可能會罹患疾病。但人一旦罹患疾病，千萬不能自怨自艾或埋怨人生。不僅如此，更不應該要求家人負起任何責任。

疾病也是自己的，也是自己人生的一部分，我們應該平心靜氣地接受它。譬如罹患痴呆症時，如果是輕度的還是會有一些意識，患者會有出現怪癖、任性、發怒……等等情形。

在此階段，如果多想一些快樂的事情，或者多做一些令人愉快的事情，那麼症狀的進展就會變得遲緩，甚至停頓下來，不要因爲痴呆症就顯露出鬱鬱不樂的表情，這不僅於己無益，看護的人看了也很難過，對看護的人是很歉咎的事情。

當然，我們應該努力於使自己不罹患痴呆症。尤其在飲食方面更為重要。例如，均衡地攝取良質蛋白質、魚貝類、蔬菜類等飲食是最好的預防法。因為如此可以讓血管隨時保持柔軟，而且，壓力會影響到血管的收縮，所以應避免壓力。某位作家曾經說過：「沒有壓力的人生簡直乏味透了。」雖說如此，但事實上說這種話的人，根本是沒有壓力的。也就是說，他根本未嘗過壓力的滋味。

鹽分也要遵守適當的量，不要過量。根據厚生省的提示，成人每人的鹽分攝取量，上限為十公克。鹽分之中所含有的鈉，是「害群之馬」。

鈉如果蓄積在細胞之中，就會使血管壁變厚，且使血管收縮，這便是使血壓上升，導致高血壓及動脈硬化的原因。

人生末期的生活方法

這是個不可思議的世界

不知各位讀者是否偶爾會遇到一些不可思議的事情，或是突然感到自己本身的下意識。

有時我會發覺，自己怎麼會說出這樣的話？真是莫名奇妙。似乎是由於進入某種冥想狀態，才會陷落這樣的境地，心裡變成一片空白。正因爲是空白，所以我的心便脫離了束縛而自在地活動。這時候的我，就已不是我了。

當然，我並未作宗教方面的修行，像這種境界並不會持續太久。雖然我並未正確地計算，但進入冥想狀態的時間我想約有五分鐘至十分鐘的程度。

我有好幾次經驗過「被緊緊地捆綁」的感覺。有人說，這種「被緊緊地捆綁」的感覺，是因爲腦功能的緣故。

但就我自己的情形來說，那是一種突然發覺有很重的東西壓在自己身上的感覺。我記得是一個像人一般的形體，它的重量緊壓著我，我很想逃開它，我的身體卻從棉被翻落在榻榻米上，再來身體就動彈不得了。

在那一瞬間，我懷疑自己被腦中風及心臟功能衰竭等病症所襲擊，但接著我並沒有力氣去思索其他的事情。我想喊叫在隔壁房間的家人，但卻發不出聲音來。

結果，我就保持這樣的姿勢，再度入睡了，但是，身體失去自由的感覺及發不出聲音的情形，卻一直留在我的記憶之中。

還有如下的情形：有一次某人到事務所來拜訪我，我和他是初次見面，當我見了那個人之後，我的身體好像通了電一般，起了一陣震顫。我直覺地感到：「這個人一定是個帶電的人！」我所尊敬的松下幸之助先生就常說：「在帶電的人的身旁就會成功！」這句話說得沒錯，帶電的人通常全身都充滿了活力，這種活力會發出一種振動波，而我便感受到這股振動波。事實上，那個人就對我說了非常有意義的話。

另外還有一種是「似曾相識」的感覺，相信各位讀者都有過這種經驗。也就是說，對於眼前的光景感覺「似乎曾在某個地方經驗過」。通常，人們對於「似曾相識」的人、事、物之前及之後的記憶都不會記得，浮現腦海的反而是切割過斷片的一些光景。雖有人認爲，這是腦部記憶裝置的誤失，但我卻有不同的見解。

人類靈或魂的某一部份並不會滅亡，而是浮游於空間的，這種想法，有點近似佛教所謂的「輪迴」之說。和靈、魂相連的記憶斷片，也許在某一瞬間很唐突地侵入活著的人的腦部。

對於人體的「奧妙」，我並未抱持否定性的看法。以合理的科學方法來解釋人體，有時還未必能解釋得清楚。例如，腦的功能，以及老化的原理，截至目前爲止，未知的部份還非常多。也許是解析的技術尚未臻成熟，但是，人體永遠留著無法解明的部份。其中之一，便是人所具有的「靈」的部份。

我的工作，經常都必須面對人類的身體。正因如此，我才對於人體的不可思議時有驚嘆。譬如自然治癒力便是其中一項。人體的細胞只要正常地活動，便能對抗從身體外部侵入的異物，而且，也能自然地挽救趨於衰弱的細胞，或是取代這些細胞。腦部就等於人體的司令部，它簡直就像被一部電腦控制一般，隨時保持維持人體功能的活動。

壓力對於人體或健康有著極大的影響，這一項也是令人吃驚的，癌症的發作，不可否認地也和壓力脱不了關係，而人體對抗癌症的力量是强或弱，也決定了癌症究竟是治癒還是復發的可能性。

我們常説「一心同體」，心靈和身體正是有著如此的關係。我在本書的第一章便論及「心靈」的問題，因爲，心靈和健康有著極爲密切的關係。我的結論是：不談「心靈」的問題，就談不上「健康」。

關於癌症，有著各種各樣的民間療法。其詳細內容，我想在第二章再來討論。讓近代醫療束手無策的癌細胞，民間療法反而能使其縮小或予以消滅，這種例子倒是不勝枚舉。

不過，民間療法的效用受到患者方面是否具有治療的强烈意志所左右，這是患者及實施民間療法的治療者的證言。

我認爲他們的話很有道理。人的「心靈」便潛藏著一股這樣的力量。最重要的是，你要相信這股力量，並且擁有付諸實行的意志力。同樣地，任何健康都要心中先相信它，才可能產生很大的效用。

人與宇宙是脈脈相連

我長年都以健康爲主題從事於研究，對於人體的精緻唯有驚嘆不已，但同時我對於人力所不及的一種偉大力量，也深有所感。其中之一，便是生活步調及生理時鐘的問題。

衆所周知，人的生理時鐘被設定爲一天有二十五小時。爲何不是二十四小時呢？我想是受到月球影響的緣故。也就是說，月球的週期約爲二十五小時。月球是最靠近地球的星球，人受其影響也是理所當然的。

雖然我並不很清楚科學上的根據，但我卻經常聽說，滿月的時候比較多產婦生產（屬於自然分娩），另外，滿月、新月的時候進行外科手術出血會較多。

前面已談過，太陽對於人類有著極大的影響。我們之所以尊重一天二十四小時的生活節奏，正是因爲它是太陽的週期。我們必須將生理時間配合生活節奏時間，因爲這是延續生命的一種手段。

由於注意到身體和宇宙的關係，最近我所關注的便是氣功。

氣功之中所謂的「氣」可分爲兩種，一種是繼承自父母的遺傳性生命能量，稱爲「先天之氣」。另一種則是，誕生之後每天的生活中從空氣、水、食物所獲得的維繫生命的生命能量，稱爲「後天之氣」。另外，還有得自宇宙的「天之氣」，以及得自地球的「地之氣」，這四種氣才形成了氣功。

在中醫裡，將老化解釋爲「先天之氣」衰退之後的一種現象，並指出，「先天之氣」及「後天之氣」失去平衡時身體便產生變化，逐漸衰老。

我們在考量健康問題時，都習慣於認爲它和來自外部的種種要因息息相關。飲食、環境、人際關係等等都是健康的基礎，這是無庸置疑的。然而，我們僅僅注意外部的意識可以說正是形成壓力的原因。

因爲，要實現理想的相對關係，根本是不可能的。就以飲食來考量，要保持完全的健康飲食，根本是不存在的。還有，環境的問題也不能單憑人的力量去與其抗衡。愉快的人際關係，可以想見對於健康有著絕大的效果，但我們卻多半無法主動去掌握人際關係。理想和現實的差距，常常讓人感受到壓力。

氣功便是對抗這種壓力的方法，它是要我們重視冥想，而所謂「冥想」，便是要我們正視自己內在的意識。它要讓我們感覺自己的內在世界和地球的「氣」是融爲一體的，同時，因而使精神獲得解放。將此運動行爲（活動身體）體系化的便是氣功。

本書的目的，並不在於闡述氣功的技法。但我們知道，氣功是一種有效地吸收地球能量的技術。氣功師父在治療之際，是將手放在患者的患部及穴道。相信接受過治療的人都會有這樣的經驗：可以感覺到師父的手比自己的體溫更熱。那是因爲他吸收了地球的能量，即「地之氣」的緣故。

另外，在日本還有一種「放鬆功」，可以治療慢性胃炎及失眠症。這種治療法的方法，是藉由放鬆身體各部位而誘導身體進入深層的冥想。有一次，我在氣功師父的指導之下嘗試過這種治療法。

當時我的感覺是，自己的身體似乎脱離了自己。而意識雖然仍很清楚，但似乎脱離了現實，看不見現實的景象，眼前所見到的，是有如母胎內一般黑暗的空間。或許那便是宇宙空間也說不定。總之，我感到時間緩慢地流動。

如上所述，要進入冥想狀態的人，非得需有相信「氣」的心態不可。

我比一般人更瞭解人體的奧妙，更感嘆於人所具有的自然治癒力的力量。我也很感激能爲我指出疼痛現象的壞處的賢明之士。

當人有了不自然的慾求，譬如執著於「保護身體」的想法時，大自然便以壓力的形式來警告我們，對於老天爺的强烈意志，我也感到害怕。

我們都喜歡讓身體淋浴在太陽光線之下，看見月亮，則表現出各種感情。我們的祖先，經常將感情寄託於月亮及星星，而創造出無數的「詩歌」及「故事」。我們也很喜歡仰望天空，對著朝陽祈禱，對著夕陽則流淚。有時對著秋天的雲，心中想追隨而去的感情突然來襲。對著夏天的雲，則會感到活力充沛。

最近，天象雲非常受到注意，爲什麼呢？因爲我們已經喪失了與天體面對面的自然環境。於是，對此感到不安的人，便將希望寄託於人工的天體劇場上。

人類與宇宙是連爲一體的，各位讀者也許會覺得我這種感覺有些唐突吧？我在「序言」及本章之中，數次提及「萬能的神」一事，其實這並不表示我相信任何特定的宗教。所謂「萬能的主宰」，我認爲指的正是宇宙。

總而言之，我希望持續不輟地研究對人類的身心有著影響的宇宙。

由生命的終點出發

健康的目的是爲了長壽嗎？我在執筆撰述本書之際，有好幾次都一再重複這個問題。我自己本身反省了一下，雖然不能提出明確的結論，但我還是認爲答案大致不外如下：

「健康的目的不是爲了長壽。」

因爲我對於「人的壽命縱使是超人也有極限」這個觀念，有著深刻的感受，也能理解。人具有對於某種事物非常執著的特性。曾經聽過某位癌症病房的醫師說，不僅是癌症患者，凡是住院的人幾乎不寫「遺囑」的人出奇的多，或許人們都討厭寫遺囑時面對「死亡」。

對於生命，我想人人都有强烈的執著，這種執著也是理所當然的。如果不是如此，那麼人類恐怕早已滅種了。然而，死亡終究會確確實實地來臨，所以我想對於人生的終結應預作準備。但我們說是準備，它卻又不像預先儲蓄，以備不時之需之類的準備，所以對於死亡的預作準備，其實並非易事。

就此意義來看，以《越前竹人形》等名作而知名的作家水上勉先生的心境，我想可以作爲我們的一大指引。

水上先生已七十四歲，五年前心臟病發作，幸而九死一生挽回性命，最近還因爲胃疾而吐血。但水上先生目前正努力於製作骨灰罈子。他有二十年的製陶經歷，所以他的作品非常好。但儘管如此，他爲何還要製作骨灰罈子呢?而且，他所製作的骨灰罈子非常小，並不能把所有的骨灰都收容進去。

也許我的解說是多餘的。所以，我不如轉述他在報紙及電視的發言。他的話深深地打動了我的心，尤其令我肅然起敬的是如下的話。

他在解釋爲何製作小骨灰罈子時說：

「我們已經給這個世界製造太多的麻煩，如果把所有的骨灰都留下來，那是給世界更多的困擾。」

打擾了世界……，一個人如果達到這樣的心境，那麼將能多麼安心地離去呀。這是含蓄而溫柔敦厚的話。

「佛教並不厭惡死亡。」

「長壽並無任何益處。長壽只會多花錢。」

「那邊的世界並沒有什麼不好，所以也沒有人回來。」

水上先生如此說道，還哈哈大笑起來。他的話中真的表現出一種令人無法抗拒的開朗，深具魅力。這位大作家，非但享受生命，同樣地，他也享受「死亡」。

夭壽與年齡無關

我曾經十分熱衷於狩獵，有一次我在某座山遇見一位獨行的登山者。他服務於某家大型旅行代理店，是一位個性非常爽朗的青年，據說學生時代便在附近的山林小屋打工。在我和他一起走在登山步道的一個小時內，他曾拿起我的槍說：「我最討厭為了興趣而殺生的事了！」後來我放棄了以槍打獵，可能便是因為那位青年的一句話。

那位青年經常率領滑雪旅行隊到加拿大或歐洲訪問，每一次他都會寄回當地的風景明信片，傳遞音訊給我。

我們的交情雖然不是十分親密，但像這種不會動搖的友誼關係，我非常喜歡。而因為我們的年齡相差三十歲以上，所以我們的關係就像父親和兒子一樣。彼此並無利害關係，像這樣的友誼可以說君子之交淡如水。

那位青年有一陣子沒有寄來風景明信片。通常，他一年至少會和我通信四次左右。我這才開始打電話到那位青年的公司去，知道因病住院。他罹患的是骨癌。聽說，一開始他還以為是過度疲勞所引起的腰痛。

我在會客室見到了青年。由於放射線治療的關係，他的頭髮大部分都脫落了。然而，他依然像以前一樣保持著爽朗的個性。即使對待陪伴的母親，也非常細心溫柔。

半年之後，青年成爲另一個世界的人。我懷著悲慟的心情，參加了他的守靈儀式，逝者的太太及兩名小女兒都忍著哀傷向人答禮。我在致祭者之列看見此一情景，忍不住掉下淚來，用手帕擦拭而止不住眼淚。

周遭都聽得見啜泣的聲音。他的同事們紛紛說：

「留下這樣小的孩子，真可憐！」

「如此一個好人，竟然先走了。」

但聽了這些話，我心裡的感覺卻有一點不同。

我並不是悲慟他的早逝，而是很希望能繼續維持友誼，希望能再次招待他到「拾蛋牧場」遊玩，或者毫無顧忌、天南地北地聊天。但是，在我的念頭裡，青年的逝世並不可憐，同時我認爲：青年保全了天壽，並非英年早逝。雖然他才三十八歲便逝世，但我認爲他和我九十歲才壽終正寢的母親一樣，都是得享天壽。

「至少要活到平均壽命，或是比平均壽命多活個五歲，我認爲如此才是得享天壽。」

人會有這樣的想法，那也是理所當然的。然而，這樣的夭壽和青年才三十八歲的夭壽其實並無二致。

青年熱愛大自然、動物的生活方式，他過的是敬愛母親，由衷地親愛家人的人生。對這樣的人，我們不必使用「可憐」或「遺憾」等字眼。他走的是堂堂的人生大道。我對著青年的遺像虔誠地默禱著：「請先走一步，等著吧，我立刻會來和你相會。」

相信現實抑或相信靈魂的世界

我想我也是隨時會到另一個世界去。我的人生，似乎總是面對著「死亡」。我生下來的時候，便是一個非常虛弱的孩子，然後又因爲罹患癌症而失去胃及十二指腸，在事業上遇到挫折時甚至考量到自殺……。

如此說來，死亡對我而言並不是一件很突兀的事情。但現在因爲服用了卵磷脂等手製的健康食品，而恢復健康。現在我能獲得强健的身體，承受得了到全國各地奔波的辛苦，都是拜卵磷脂之賜。

儘管如此，我還是認爲自己「隨時都有可能死亡」。縱使我很健康，但人總是會死。

人老了之後，死亡便自然隨之而來。正因如此，我們必須讓每天的生活愉快而充實，自己每天照顧自己的健康。

我們對於會突然來臨的死亡，似乎不甚關心。譬如，我們對於一年約奪走五萬人生命的「猝死」，通常想都不去想它。另外，除非是特別人，否則一般對於因電車事故及交通事故而死的覺悟似乎少之又少。就此意義來看，人實在是出乎意料的樂天派。這可說是對死亡毫無防備的心態，尤其是「壯年」年齡層的人，此一傾向更爲明顯。

許多人最怕的便是緩慢的「死亡」。譬如，躺在醫院的病床上，讓生命的火光一點一點地熄去，這種滋味最令人無法忍受！我偶爾會回想到自己掙扎於生死邊緣的住院生活，那日子的心理絕非正常的。此時會表現出人所有感情的樣貌，例如：不安、恐懼、焦躁、鬧彆扭、痛苦及對死亡的畏懼，而喜悅只有那麼一點點……那實在是非常可憐的。這些心情，可以說反映了我當時的生活。

臨終治療的先驅者柏木哲夫先生在其所著的《支持生與死》一書中，將末期患者的疼痛分爲身體的、精神的、社會的及靈魂的四種。柏木先生不僅治療患者的身體，同時也治療患者的心靈，在日本可以說是十分罕見的人格完美之醫師。他說：「最重要的是患者生命的本質。」對於柏木先生的話，我有著强烈的共鳴。

柏木先生是一位一直追求末期患者心靈的安定、人類尊嚴的醫師。他指出如下：「相信死後世界的患者，其心靈會比較平穩。」是否相信死後的世界，這是屬於宗教及信仰的問題。關於究竟是否有死後的世界，我也不是很清楚。

由於根本無法證明究竟是有或者没有，而究竟要相信或不相信，那就要由各位讀者去自行判斷了。但由於我以前有過一些經驗，所以强烈地意識到有一個人力所不及的領域存在著。對我而言，所謂的死後世界，可能便是指這樣的領域而言。

我所希望過的人生，是在終臨之際也不要說出「求生不得，求死不能」這樣的話。如果我因爲某種疾病而倒下，我會去嘗試任何可能治癒的治療方法。近代醫學當然不用說，另外我也會相信民間療法，積極地接受它。

結果，是上天的旨意要我死，那麼我除了利用可以維護人的尊嚴的止痛法之外，將拒絕一切延長生命的治療。既然我自然地誕生於這個世界，離開這個世界時，我也希望能自自然然地離去。

第2章 來自自然的贈與

健康的四大原則

首先需重視本能

在第一章中，我已經介紹了我基本的健康哲學。坊間有許多所謂的「健康指南書」出現。書中不外乎說要這樣做才會健康，要那樣吃才會長壽……，內容都是指導我們如何做才有益於健康。

我無論在自己本身的活動或在著作上，都是以健康爲主題。但結果如何呢?我不禁反省著，我們的人生是否過於埋首在追求「健康」呢?這便是促使我寫本書的動機。雖然稍嫌冒昧，但我希望各位讀者能就人生、健康及種種問題稍加思考。

所謂的健康，並不是什麼複雜的問題。只要多攝取營養均衡的飲食，讓營養充分地消化、吸收，而經由血液將營養補給至全身，而且也需有舒適的睡眠來支持這一切活動。健康便是如此簡單。「單純」便是我健康哲學的基本理念。我認爲「單純」便是正確的。會威脅到我們的生命，以及污染這個世界的殺手是誰呢？人類的慾望是形形色色而複雜的，伴隨而來的文明更是複雜，它會破壞我們所生存的環境。任何事物一旦複雜化了，便會產生副作用。

人體似乎是複雜的，其實它既自然又單純的。我們的身體具備了讓身體成長、維持生命及抵禦外敵的功能，所以我們只需吃普通的食物、過普通的生活，便可使健康不致於受損。但是，我們經常損害了健康。這正是因爲，我們受到複雜的慾望所操控，被它們玩弄於股掌之間。我們應該吃我們所喜歡吃的東西，做我們喜歡做的事，但人就是不重視此一本能，結果破壞了身體的平衡，導致疾病。

我所提倡的「愉悦自在保健學」，乃是一種輔助身體自然而單純的功能的「技術」，也是一種「哲學」。

所謂的卵磷質，其效用雖然從心臟病到痔瘡都遍及了，非常廣泛，但它不是一種絕對有效的東西。它終究只是一種輔助身體功能的東西而已。任何一種多好的健康食品或藥物，都不可能增加人體原本即具有的功能。

卵磷質是一種能輔助我所提倡的健康四大原則。除此之外，既不會超出此四大原則，也不會顯得不足，正好可以建立一個健康體系。

人類的基本本能便是食慾及性慾。當這個世界變得複雜之後，這些本能便分歧爲金錢慾、名譽慾而呈現出來。而基本中的便是食慾及性慾。人類這種生物出現約有二十萬年之久，之所以在此期間不被消滅，原因可能在於這二大本能。

食慾是生命的活力來源。人爲獲得食慾，不得不運用智慧，而性慾則是基於保有子孫的本能。但是，人類便是因爲有此一本能才得以延續二十萬年而生生不息。

愉悅自在保健學非常重視「吃」，而且是吃手製的健康食品。我們所提倡的是攝取均衡的飲食法，儘可能吃自己所喜歡的東西。這是一種不強制吃這個、吃那個的健康法。

食慾是一種本能。如果抑制此一本能，那麼就會產生重大的壓力。關於這一點，前面已經說過數次。壓力是健康的頭號敵人。

當然，食慾是由腦部來控制的。感到飢餓、想吃一些什麼東西的意志，並不是由胃來發出命令。在腦部中控制著本能的下視丘掌握了來自胃部的情報，然後發出指令。相反地，當我吃飽時，下視丘也會發出「已經吃飽了」的指令，命令我們不要再吃。肥胖的人食慾很旺盛，但他們都不會發出「已經吃飽了」的指令，而是經常處於被飢餓感所襲擊的狀態之中，所以才會肥胖。

現在我們再來看看消化、吸收是怎樣的過程。

人首先由舌頭來感受食味的味覺。日本人似乎味覺特別敏銳。感受到愉悅的味覺時，我們會有一種「好吃」的意識。但人一旦老化了，對於鹹的味覺會較弱。老年人都喜歡吃較鹹及味道較重的食物，原因即在於他們都因本能而喜好強烈的刺激。

吃得太鹹是腦中風等疾病的遠因，相信大家都知道這一點。所以，諸如此類的味覺衰退是非常不好的現象。

食物在進入口中之後，口腔就會分泌唾液。這是消化的第一階段。我們都知道，唾液有保護牙齒的作用，不過這是題外話。接著食物進入胃裡。胃部的容積據說約有一～一．五公升。食物一旦進入口中，消化液便開始處於待機的狀態。但是，如果出現憤怒或悲傷等壓力時，消化液的分泌便明顯地受到阻礙。在分泌受到阻礙的情況之下，食物便無法被消化，並直接輸送至小腸。如此一來，腸道就會產生吸收的障礙。

相反地，由於壓力的關係，消化液的分泌也可能亢進。消化液是一種酸，如果分泌過多，就會傷及胃黏膜而造成潰瘍。因此，壓力實在是健康之敵，對這一點我有著切身的感受。

前面我重申了多次，我的胃及十二指腸全被摘除了。如此一來，便無法在胃裡進行消化的工作。但是，我所吃的食物仍然可以經由腸道吸收，爲什麼呢？這全都拜膽汁萃取液及大蒜粉末之賜。關於這一點，在後面會詳加說明。

食物由於消化液的作用，逐漸被分解、消化。於是，變成可以被吸收的胺基酸及脂肪酸。食物從胃部的中央來到靠近十二指腸的幽門，這裡是食物在消化完畢之前所滯留的地方。同時，在這裡會分泌出促進消化液的成分。我因爲沒有胃，所以當然也沒有幽門。也因此，食物並不會滯留在胃部，而直接地被送到腸道去。

由於幽門的作用，被消化的食物經由十二指腸、迴腸而進入小腸，最後在大腸裡變成糞便而被排出體外。

腸道的長度，合計約有八公尺左右，是非常了不起的器官。如果在幽門的消化工作完畢之後，腸道的入口處就會打開，同時，在此之前關閉著的大腸位於肛門附近的部份也會鬆弛下來。當然，這也是由於腸內神經及腸外神經（迷走神經、交感神經）的作用。這一點和消化器的伙伴胃是一樣的。

此時，小腸便成爲消化、吸收的中心器官。也就是說，在胃被分解爲胺基酸及脂肪酸的「食物」，在腸被正式地消化及吸收。在這裡食物被分解爲人所需的碳水化合物、蛋白質、脂肪等基本營養素，並被吸收。而在消化、吸收的過程之中，擔任最重要任務的便是胰臟所分泌的消化酵素，也就是胰臟液，以及肝臟所分泌的膽汁。膽汁是吸收營養素時所不可或缺的成分。

以上此一過程所需的時間約十小時。在胃及小腸被消化、吸收的「食物」的殘留物，最後的旅程是進入大腸，此段距離長約一·五公尺。就某種意義而言，大腸僅僅只有排泄的功能，在此之前，我們對它不甚關心，甚至會覺得它是一個很討厭的器官。但是，大腸不僅讓殘留物的水分固體化而成爲糞便排出，同時，它還擔任了讓剩餘的水分再度回到體內循環的任務。

腸道也會受到壓力的影響。我們內心產生壓力時，就會有下痢的現象。腸液的分泌不良時，消化、吸收、排泄的功能也會失去正常。

由嘴巴進入人體的食物，消化、吸收完畢，到從肛門排出，這個過程所需的時間，往往因食物的種類或人的健康狀態的不同而有異。大致而言，約需一天至三天。至此爲止，消化、吸收之旅才告完成。

被吸收到人體內的營養素，是心臟的活力來源。心臟的大小約是人的「拳頭」程度，看起來一點都不大。這麼小的器官，二十四小時都需將血液輸送至全身，然後再度將回到心臟的血液輸送出去，調節血液的流量。正因爲它小，所以它非竭盡全力去活動不可。心臟一天所輸送出來的血量是非常大量的。腦部所絕對不可或缺的氧氣，也必須仰賴血液來運輸。正因如此，所以只要它有一點點小障礙，造成致命傷害的可能性便很高了。

從心臟能量運送至全身的水路稱爲血管。這條水路一旦過於狹窄，或者有障礙物阻擋，能量的補給便無法完成。如果此一狀態長久持續下去，那麼水路就會決堤崩潰，如此一來，也會在腦部引起腦中風。作爲水路的血管，必須經常保持柔軟，使血液的流動保持規律，這是非常重要的一點。

幫助消化、吸收

消化食物需有消化液。有的人無法正常地分泌消化液，所以常聽人說「我的胃不好」或「我的胃消化不良」。其原因多半在於消化液。

食物一進入胃裡，消化液如果無法消化它，那麼胃裡就會一直有殘留物留下來，這便是造成「不消化」的原因。

另一方面，消化液如果過多又會如何呢？這也是不行的。如前所述，消化液是一種強酸，酸會溶化物質，造成胃的傷害，由於它會侵蝕胃的黏膜，所以也是造成胃潰瘍及胃炎的原由。

如果想使消化、吸收順利地進行，那麼，消化液的正常分泌便是一大前提。消化液不僅指從胃部所分泌出來的東西，小腸也會分泌出消化液（腸液）。

消化液分泌較少的人，或是切除一部份胃的人，在飲食之前只要輕微地刺激胃部即可。控制消化液的是位於胃部下方的幽門。它的位置在胃及腸之間，在胃的消化尚未結束之前，被分解的食物會滯留於此處。當消化完畢之後，幽門就會打開，將被分解的食物送進腸道。因此，一旦消化液分泌不出來時，不僅胃會不消化，而且也會將未消化的成分原封不動地送進腸道。

如此一來，腸道便無法進一步地將營養分解、吸收。由於營養未被吸收，結果心臟的功能也隨之變弱，而必然地，各器官的功能也會變弱。

因此我建議各位讀者，爲了促進消化液的分泌，應在進食之前的五分鐘至十分鐘飲用膽汁萃取液。膽汁萃取液飲用起來雖有一點苦，但它可以給予胃部刺激，使其分泌消化液，只要先作此一步驟再吃進食物，則食物便可充分地消化。我所認識的一位醫師，曾如此告訴我。然後他又說：「對於胃液的分泌有困難的人，這是非常有效的方法。」

膽汁萃取液的另一個功效，便是可以促進小腸消化、吸收時所需的膽汁的分泌。膽汁不僅能將脂肪消化、吸收、分解爲適合於人體的成分，對於被消化、分解的維生素及荷爾蒙等物質的吸收，也是不可或缺的成分。然而，這種成分是在肝臟裡製造，並由十二指腸分泌。

我已經沒有胃及十二指腸，所以消化、吸收的工作必須由腸道來擔任，但擔任此一工作的膽汁又無法分泌。如此一來，營養素便無法消化、吸收。有鑑於此，有一段時間我患了極爲嚴重的營養失調症，身體變得很差，排泄物經常是稀稀軟軟的狀態。

此時，我想起孩提時代自己身體虛弱的事。父親常對我說：「你的胃及腸不好，身體當然虛弱了，你要多吃點這種東西。」他要我多吃煮爛的豬肝。動物的膽囊自古以來即是一種强壯身體的藥物。在中國，甚至有人食用熊的肝臟。於是，我自那時候起，便開始服用自製的「膽汁萃取液」。至於是否具有效用，實在令人半信半疑，結果，卻真的立刻出現效用。我不但食慾大增，而且，也實際感覺到營養素被消化、吸收了，體重開始增加，體力也恢復，而排泄物更恢復普通的硬度。

在日本，自古以來即將熊及豬的膽囊視爲貴重品。關於膽囊究竟是否具有功效的問題，雖未經過科學的分析，但由經驗之中得知，它確實對身體非常有益。在中國，一向將它視爲寶物，認爲對胃、腸具有功效。熊及豬的膽囊，可以促進膽汁的分泌，我想我便是藉由膽汁萃取液來補給十二指腸所無法分泌的膽汁。

後來，我又利用飲用大蒜粉末來提高吸收率的方法。自古以來，大蒜也被視爲具有強壯身體的功效。所謂强壯身體，便是有益於身體的胃及腸。人類的身體因胃及腸所製造的營養才得保健康。換言之，重點在於消化及吸收。就我而言，大蒜確實功效卓著，各位不妨一試。

健康食品之王「卵磷脂」有助於循環

我所提倡的健康四大原則之中，第三項便是循環。能支持循環的是血液，而血液能將胃所消化、腸所吸收的營養，從幫浦般的心臟經由血管輸送至各器官。

如果在人體的任何部位劃一道，血液便會流出來，人全身的每一個部位都佈滿了微血管。血液循環一旦不良，則阻塞部位的器官及細胞便無法獲得營養。營養不足的話，理所當然地各種障礙便一一出現了，結果，各種症狀隨之發生，例如，毛髮、肌膚等部位提早老化，女性常見的「懼冷症」，也是血液循環不佳所致。

營養不良如果僅是加深老化程度，那還算是幸運的。血管之中最細的兩種便是腦動脈及心臟周邊的冠狀動脈。這些動脈都與生命直接關聯。因爲它們十分細微，所以阻塞的可能性也很高。血管之所以阻塞的原因有哪幾個？我們不妨來看看。例如，不良膽固醇的附著，以及因高血壓而引起的血小板的附著、凝固等等都是。

所謂的膽固醇，對身體而言其實是必要而不可或缺的物質。它是活力來源。在攝取動物性食物的機會較少的時代，例如明治以前的日本人非常短命，那是因爲膽固醇的攝取較少，引起慢性營養失調狀態所致。戰後由於飲食逐漸洋化，肉類的食用變多了，因此平均壽命也延長了。

當然，這不僅是拜膽固醇之賜，同時由於醫療的進步，貽死腹中及嬰幼兒的死亡也有銳減的現象，另外，老人醫療設施的充實等等，也都是平均壽命延長的原因。

雖然膽固醇是活力來源，但另一方面它又具有阻塞血管的性質。不過，僅僅因爲如此我們便轉變爲素食主義者，那也沒有必要。如果真的成爲一個素食主義者，那麼壽命恐怕要縮短了。日本的長壽地方之一沖繩縣，人們平均的膽固醇，和日本全體的水準並沒有兩樣，甚至還高出一點。但他們常吃魚貝類及豆腐，並多飲用含有礦物質的水，由於這些食物的關係，將不良膽固醇驅除至體外。

也就是說，不讓膽固醇附著在血管裡或凝固起來。要做到這一點，平日便需補充卵磷脂、不飽和脂肪酸、維生素E等營養素。譬如，大量地食用鰮魚、大豆都很有效。大豆具有强化血管壁的功能。

每天都吃這樣的食物好不好呢？如果每天都吃同樣的食物，豈不是乏味透了？但爲了健康，還是得忍耐。不過，食慾是人的本能，過度地抑制本能，會造成極大的壓力，而壓力又是健康最大的敵人，這是我前面再三說過的。

儘管吃自己所喜歡的食物，當然誠如「吃飯應吃八分飽」這句話，喜歡吃任何食物也要有個限度。所以除了遵守節度之外，在吃的時候也應考量如何消除不良膽固醇才是。

消除膽固醇最簡單的方法，便是服用卵磷脂。

卵磷脂的推廣，是我重要的事業之一，但我不會爲了推銷它而建議大家服用。卵磷脂之中，含有將不良膽固醇溶解並驅除至體外的營養素。我希望各位讀者能吃自己所喜歡的食物，但我也希望各位讀者有健康的人生，過著充實的人生，迎接快樂的人生終點。

關於卵磷脂的製作方法，雖有一點費事，但任何人都可以做到。如果想知道詳細的內容，不妨去「自我保健健康食物之友會」詢問。另外，「拾蛋牧場」舉辦研討之旅時也都有實際示範指導，各位也不妨前去詢問。

相信各位都已明白我的自製食物健康法的基本要點吧。

方法非常單純，任何人都可以做到。尤其是卵磷脂的材料雞蛋，到處都可以買到且又便宜。活用我們用心製作出來的卵磷脂，是非常快樂的一件事。健康最好是由我們親手去塑造。

維持健康的另一個原則便是「熟睡」，在第三章中，我將討論它。

勿忘感謝大自然恩賜之念

破壞自然便是破壞生命

我們對於自然，總是抱持稍微傲慢自大的態度。所謂自然，便是指存在於地球上的一切生物，以及作爲一切生物保護者的大氣而言。人類不過是自然的一部份而已，但我們卻經常傷害同屬自然一部份的其他夥伴。

人類毫無顧忌地砍伐熱帶雨林，污染河川及海洋，大量地使用氟氯碳化物，使臭氧層破裂，像打開天窗一般。而石化燃料所排放出來的二氧化碳，也造成地球的溫室效應……，這些例子委實不勝枚舉。

本書的主題是健康，爲何會論及此一話題，因爲，諸如此類的地球環境破壞即有侵蝕人體的危險性。我們對於身邊周遭所發生的狀況都非常敏感，對於自己、家人及親人的健康也都很關注。因此，我希望人類對於如靠山般的地球也能多加考慮。

有許多人也許會說：「地球的環境雖然惡化了，但在我們活著的期間大概不會發生問題，所以不必那麼神經質。」但果真如此嗎？

我們並不是憑藉著自己的力量才得以擁有生命，存活於這個世界上。自從人類二十萬年以前誕生之後，由於祖先們代代努力於延續香火，我們才得以誕生，擁有現在的一切。因此，爲了永遠保有子孫而保護地球，實在是我們責無旁貸的義務。

最近，人們也呼籲應多多使用再生紙。這是爲保護熱帶雨林而推行的運動之一。人們也開始很認真地對氟氯碳化物有所規範。臭氧層一旦被破壞，人們罹患皮膚癌的機率便相對地增進。

太陽給予我們無限的恩惠，但另一方面，它也帶給我們極大的威脅。太陽的活動如果過於旺盛，那麼有害於人體的紫外線、γ線、χ光線等等，都會大量地投射到地球上來。這些光線原本多受阻於臭氧層，而不會完全投射到地球上來。但臭氧層一旦遭到破壞，便無法阻隔它們。據說，紫外線及χ光線都是致癌的物質。

二氧化碳的增加，也極爲危險。它們覆蓋在地球上，濃度雖不再提高，但也不會減少。如此一來，會引起什麼現象呢？

二氧化碳具有可讓陽光穿透，但無法讓熱散逸的性質。也就是說，它具有促進地球暖化的作用，使地球環境愈來愈炎熱。在第一章中，我們曾經談及「艾爾尼紐現象」，有人認爲它是使地球形成溫室效應的原因。「艾爾尼紐現象」給予日本近海的水溫很大的影響，並使氣候產生變化，左右了魚類的生存。它對於在維護我們健康很重要的食物造成破壞。

水的污染也很嚴重，和致癌物質有關的物質，也已從自來水中發現了。其原因即在於殘留農藥（GNP＝二苯醚系除草劑）流入作爲水源的河川。儘管如此推測，但我並無意責備使用農藥的農業生產者。

如果我們希望吃到真正健康的食物，或是追求無農業栽培或有機栽培的農作物，另外也非常願意接受價格較高的農作物的話，那麼他們就會停止使用農藥。我想讓社會成如此，是最重要的一步。

爲了我們的健康，我們必須累積各種努力。但如果地球環境受到污染，那麼一切的努力都將化爲泡影。在這樣可怕的環境之中，我們生命的基礎也爲之崩潰，我想真正恐怖的應該即在於此。

米最好是自給自足

一九九三年由於稻米歉收而引起稻米不足騷動，已經告一段落。結果，外國所生產的米輸入了二百萬公噸。自己家所生產的稻米不足而由外國輸入，這是理所當然的事情。日本稻米的年產量約有一千萬公噸，其實這是受到政府強制減產所致。

日本的真正實力是一年收穫一千五百萬公噸。但由於爲了使稻米的輸入自由化，政府便強制減產，也就是說，以人工的方式來減低生產量。事實上，稻米不足只是一齣主張貿易自由化的官員們所導演的「鬧劇」罷了。

我希望每個人都很重視日本的稻米。

其中最大的理由是：米是「自然食品」也是「健康食品」。我雖然喜歡肉類，但這些食用肉類大都來自於以自然食品爲「飼料」的動物。如果僅僅吃肉的話，對身體實在不好。美國人不但以肉類爲主食，同時也飲用糖分較多的清涼飲料，並且大量地攝取馬鈴薯片等食物所含的鹽分。

以我之見，雖然吃個人所喜歡的食物是每一個人的自由，但他們的飲食生活實在像一部「西部片」一樣，可怕極了。

日本人也吃肉，但能量的來源卻是米，並且，也吃魚貝類、海藻、蔬菜等食物。米的主要成分是碳水化合物，以米爲主的飲食，營養非常均衡，就這一點而言，世人莫不給予很好的評價。在美國，「米食」的評價非常高。家森幸男先生在其著作《終於找到長壽的秘訣》一書中說，根據他調查世界長壽地區的結果，得到「唯有傳統的食物才能長壽」的結論。所謂的傳統食物，是指以當地所生產的東西爲材料的主體而言。你所生活的地方所生產出來的東西，才是最新鮮、最安全、最健康的。日本的傳統食物，毫無疑問地，是以米爲主體的日本食物。

我將日本食物視爲「寶物」，認爲它是健康及長壽的根源。因此，我希望大家重視日本的米。這不僅是我個人的意見而已，在一九九三年日本總理府所作的民意調查中顯示，有七十七%的日本人認爲「日本米雖然較貴，但仍希望自給自足」，約九十四%的日本人認爲「米很適合於作日本人的主食」。約九十七%的日本人回答「希望今後仍持續保有以米爲主的日本型飲食生活」。

看了這項調查結果，我不禁大爲放心。日本人似乎都還知道什麼東西有益於健康。

重視日本米的第二項理由，是爲了重視水田所具有的治水功能。我出生於山間，那兒連狹小而陡峭的坡面都有水田。

主張維護日本米的作家井上靖先生，在其所著的《論對米的堅持》一書中，爲我們指出山地水田的功效，他說：「水田會攔住來自山上的養分，如此一來，基本上在日本的農家根本不需要肥料即可種植稻米。不使用肥料，也可以有目前收穫量的七十五%」這真是卓越的見解。

另外，井上先生所指出的水田的治水功能也是不容忽視的。他說，由於有了水田，日本全境成爲堤防般的東西，因此可以使國土免於遭受洪水及山崩等災害。但是，如此重要的水田，每年都被放棄十五萬公頃左右。

原因不一而足，例如，没有人願意耕作，人們喪失耕作稻米的意願，後繼者難尋。如此一來，到二十一世紀水田很可能便消失殆盡。

米不但是我們健康的來源，同時水田也保護國土的安全。所以是和健康、自然息息相關的重要資源。諸如此類的糧食，要到哪兒去尋找呢？如果單純地計算經濟上的損益，而考量稻米輸入的問題，實在是愚不可及的事。我反對一切捨棄這樣資源的政策。因爲，失去了稻米就等於失去了健康。

森林與海洋關係密切

維護我們健康的一大支柱便是魚類。在魚類之中，秋刀魚、鰮魚等大眾化的魚類，以營養均衡而言都非常優異，不用說，它們都包含了蛋白質、脂質、鈣質等一切營養素。各位都知道，人體無法生產鈣質，所以必須由攝取的食物中取得，和肉類相較，鰮魚鈣質的含有量即超過十倍以上，而且，鰮魚所含有的脂質非常豐富，是一種理想的健康食品。

魚類的脂肪之中，富含不飽和脂肪酸。這是預防血液凝固，並將不必要的膽固醇驅除至體外的成分。也就是說，它可以預防血液循環的惡化，而血液循環正是造成動脈硬化及腦中風的原因。

據說，含有牛磺酸成分的蛋白質也可以預防腦中風。

海洋之中也有許多能維護健康的生物。不僅魚類而已，富含食物纖維的海藻類也生長在海洋之中，海洋對我們是何等的慈愛，簡直像「母親」一般。

海洋如果是「母親」，那麼森林就像「父親」一般。但最近這兩人的關係變得有點奇怪。

所謂的大衆化魚類，是指棲息於近海的魚類，其理由據説是牠們的食物（亦即浮游生物）只待在近海。

「魚博士」河井智康先生在其所著的《大衆魚的奥秘》一書中，談到魚類和浮游生物之間密不可分、無可取代的關係，總而言之，兩者的相互關係非常深遠。而浮游生物又以什麼爲食物呢？我們只需看浮游生物僅生存於近海這一點，即可找到解答。

牠們可能是以來自河川的水所含的養分爲食物。這些養分，便是由我們視爲「父親」的森林所製造的。森林的主體是樹木，而動物們棲息於森林之中，由於動物在其中活動而產生養分，會流入河川並到達海洋，因此養育了浮游生物。然後，魚類又藉著浮游生物而得以成長，我們又因爲魚類而得保健康。

這不正是一種由大自然的真理所支配的關係嗎？大自然對我們的關愛是如此地無微不至，但我們卻相反地給予過於冷淡的回應。我們毫無顧忌地砍伐森林的樹木，並且讓二氧化碳等廢棄污染大氣。

在日本日光國立公園内，有一千九百公頃的樹木枯萎了，其原因即在於受到二氧化碳等廢氣所形成的酸性雨的影響。

另外，衆所周知屬於劇毒的戴奥辛及養殖用的養殖網、常被作爲船底防污塗料的ＴＢＴ（三丁脘＝阻礙人類的成長，減少白血球及淋巴球的劇毒物），持續地污染著日本近海。因此，在近海所能捕獲的鱸魚、石斑魚、真子鰈魚、鮨魚等魚類都受到污染。

日本人很常吃魚，根據統計，平均一天食用九十公克的魚類。如此一來，便將遠超過允許容量濃度的劇毒物吃進體內，這不得不說是一件危險的事情。

現在我們將話題拉回到森林。森林如果死亡了，養分便無法流入海洋，浮游生物也無法生長，以浮游生物爲食物的魚類將一一死亡。前面我一再重申，魚類是健康的食物，但由以上可知，維持我們生命的食物，目前已經陷入重大的危機之中。

考慮與自然共存

「自我保健自然食物之友會」事務局所在的橫濱市北部，還有待開發，所幸仍有不少樹林。森林之中也棲息了許多狸及兔子。但開發一旦持續進行，那麼牠們的生存便不斷地受到威脅。森林遞減，道路將森林截斷，因此，想越過道路的狸所發生的「交通事故」遽增。我好幾次就在道路上看見狸的屍體。

人要如何和動物共存呢？町田市（東京都）便作了一個小小的嘗試。他們在幾處截斷森林的道路上，設置了可以讓狸安全通過的隧道。當然，這並不是根本的解決之道。但是，此舉令人感到這是人類對待自然溫馨的一面。如果人類能不忘此一心情，那麼最低限度我們可以做到和自然共存。

相信各位都知道住在北極圈的愛斯基摩人，他們因爲居住於北極圈，所以無法種植蔬菜及水果。他們的糧食便是魚類及海豹、海狗等高脂肪食物。假使就我們的常識來看，他們的營養是有所偏差的、有害於健康的，但是，他們卻很少罹患心肌梗塞或腦中風等疾病。

理由非常簡單。他們的糧食魚類及海豹之中，含有大量的屬於高度不飽和脂肪酸的EPA（Eicosa Pentaen Acid）。EPA可以防止血小板凝結，另外還具有將膽固醇排出體外的性質。在極寒的地區，當然沒有豐富的食物，但他們依然可以過著健康的人生。所謂「一枝草一點露」，這句話真是一點也沒錯。

但無論如何，魚類是珍貴的食物。尤其是便宜的大衆化魚類，更是健康的守護神。以鰮魚為例，從頭至尾都含有營養。除了EPA之外，最近成為話題的DHA（Docosa Herean Acid），也富含於大衆化魚類之內。DHA除了具有和EPA同樣的效用之外，對腦部也有極大的作用。

倘若一個人老化且記憶力衰退，應多吃大衆化魚類，以防止記憶的減退。

令人稍微擔心的是養殖問題。在沿岸污染不斷地惡化的情況下，今日的養殖魚類委實令人懷疑其安全性。養殖必須計算成本，因此大家都喜歡養殖可以高價賣出的高級魚。儘管就營養的層面來看，這樣的魚未必高級，但大衆魚卻幾乎不被養殖。其實大衆魚售價不高，反而適合於我們食用。

海這個大自然，賜給我們自然、健康又安全的大衆魚，實在是恩惠無窮。

蛋黃油也是大自然所產生的健康食品

蛋黃油和大衆魚一樣，都是大自然的恩賜。我對於蛋的品質非常堅持。雞對光會有所反應，朝陽一照便啼叫，然後開始生蛋。養雞所便經常利用雞此一特性，使場內總是燈光通明，以强制的方式讓雞不斷地生蛋。

在經營上，這也許是不得不如此的做法，但這實在是冒瀆動物本能的方法，不值得贊同。包括人類在內，有生命的東西都是以睡眠來維持生命。如果無法遵守睡眠的節奏，那就無法維持健康的身體，即使是雞，也是如此。

我在富士山的山麓開設了一座「拾蛋牧場」，放養了一萬五千隻雞。蛋黃油是自然食品，使用在大自然所孕育的雞、所下的蛋也是理所當然的。另外爲了强化土壤，我引入法國帕斯特研究所發現的有益細菌「可夫那」。這是東富士養雞場給予我的指導。將「可夫那菌」加入土壤之中，土壤裡的微生物活動就會活潑起來，而增進地力。

另外，從牧場清理出來的廢棄物也會對周邊的環境造成不良影響。爲了避免此一情形，我也實行了各種對策。現在所實行的對策，便是將廢棄物變成高品質的肥料。爲了製造健康食品而污染環境，無疑地是本末倒置的做法，當然是行不通的。

蛋黃油包含了各種各樣的成分，尤其重要的是屬於類脂質之一的卵磷脂。類脂質具有製造熱量、合成蛋白質，以及對出入細胞的各種成分加以調整的功能。也就是說，它是維持身體的基本。卵磷脂便是其主要成分。

卵磷脂是由脂肪酸、甘油（Glycerin）、磷酸、膽鹼（Choline）等成分所構成。這些成分，在身體細胞的構成及功能的維持上扮演了極重要的角色。卵磷脂也具有淨化血液，袪除血液中多餘的脂肪，並將其排出體外的功能。

如上所述，它是人體所必要的物質，所以人體原本即含有卵磷脂。它富含於脂肪之內，也就是說人體原本都含有卵磷脂。但如果飲食內容有所偏差，類脂質就會減少，卵磷脂也無法發揮正常的功能。

如此一來便大事不妙了。首先細胞會老化、變質，血變得污濁，膽固醇會附著於血管之上。富含卵磷脂的蛋黃油，可以預防以上的障礙，而且更能促進卵磷脂在體內的活動。

卵磷脂也包含於大豆之中。調查大豆類脂質之中卵磷脂的含有量爲三十一・二%，相對地，蛋黃之中則含有七十三%。蛋黃油集合了蛋黃的菁華，所以其效果非常優異。

在前面我們說過，卵磷脂具有將不良膽固醇排出體外的功能，但它更具有淨化血液的效用，這一點頗值得注意。它對於血液循環不良所伴隨而來的疾病，諸如高血壓、腦中風、心臟病等等都效果卓著。

我們到書店去看書時，一定會看到所謂的「健康專櫃」，在專櫃裡所擺置的都是和各種各樣的健康法有關的書籍。日本人果真是「愛好健康」。但有一點諷刺的是，誠如「便宜無好貨」這句俗諺所言，追求健康時，如果將健康視爲絕對的東西而加以「信仰」，反而容易招致壓力，有害於健康，這種例子事實上不勝枚舉。想要實踐各式各樣的健康法，反而導致疾病，那豈不是得不償失。

剛加入「自我保健自然食物之友會」的會員之中，也有說：

「以前我嘗試實行各種健康法，怎麼現在生病呢？」

聽了這些人在實行健康法的經驗，我建議他們：

「你們不妨暫且將所謂的健康擱在一旁，忘了它吧，即使是一個月也好，儘管去吃自己喜歡吃的東西，到你喜歡的地方去旅行，看看結果如何。」

他們都顯露出驚訝的臉色。我想這也是理所當然的，我想他們是爲了健康才加入「自我保健自然食物之友會」吧。

但我想說的是，不要爲了追求健康而違反自然，不去正視自己內心真正的慾求，想要的是什麼，一味地追求健康，絕非達到健康的最佳方法。

最近，優酪乳成爲人們熱烈討論的話題。其製作方法非常簡單，也就是在牛乳之中加入酵母菌，經過在冷藏庫保存一天左右並使其發酵之後，便成爲優酪乳。這種酵母菌，在俄羅斯高加索地方，自古以來即是常被飲用的東西，而高加索地方是個衆所周知的長壽地區。

《長壽的秘訣》一書的作者家森先生經過田野調查之後發現，他們作爲主食的麵包鹽分非常高。如果作爲日常性的食物來食用，一定會產生許多和血管有關的疾病，但事實卻不盡然。根據家森先生的研究報告，他發現他們的食物包括豐富的蔬菜、水果、膽固醇含量較少的肉類，以及優酪乳等等，而這些飲食正是使他們長壽的原因。

僅僅是優酪乳，就具有非常大的效用。根據健康雜誌及試過的人的證言，它對於腸的功能尤其具有效用。果真如此，那麼從我所說的健康四大原則之一——促進消化、吸收的觀點來看，它確實有益於健康。

但問題在於，酵母菌無法正式輸入日本，一般人無法獲得這種東西，因此這個話題等於白費唇舌了。取得的不易便是它最大的困難。因爲，談到健康法必須日常持之以恒地實行。

另外，還有許多健康法。譬如對成人病有效的「洋蔥健康法」，能活用於減肥的「蜂蜜健康法」，對預防腦梗塞、心肌梗塞、癌症等疾病有效而引人注目的「綠茶健康法」，真是令人感到眼花撩亂。談到綠茶，其所含有的兒茶酸（Catcchin）成分，據說具有使膽固醇等血中脂質保持正常的作用。

我並不否定諸如此類的健康法。日本的醫學是以治療醫學爲中心，對於預防醫學總是顯得漠不關心。因此，預防疾病的方法必須由每個人自己下工夫，至於選擇什麼樣的方法，以及要下「好」或「壞」的判斷，那都是個人的責任。

簡單地說，只要是對自己的身體有效便是正確的健康法。縱使對他人有效，但對自己無效，也不必去注意。

疾病也分立為自然派及自我派

注意周遭的自然食物

日本的醫療對於預防醫學並不重視，也就是說，對於疾病極少在事前提供預防的方法。當然，爲了預防糖尿病的飲食及治療痛風的飲食指南，都會教我們如何去做。但這些並不是醫師的任務，而多半由營養師來擔當。營養師絕不會推薦毫無西洋醫學上根據的飲食，所以他們極可能忽略了有益於我們健康的飲食及治療術。這一點和我們的生命息息相關，因此茲事體大絕不容忽視。

在我們的周遭，來自大自然所恩賜的健康食品不可勝數，現在便來介紹幾種。

首先是味噌。在我們的飲食中不可或缺的味噌湯，歷史非常悠久。它是不是由韓國傳來的呢?日本人似乎從奈良便開始飲用味噌湯。味噌的原料是大豆及麥，將這些原料蒸熟之後，加入酒麴及鹽使其發酵便告完成。

據說戰國的武將們都很喜歡吃味噌。前面我們說過，大豆含有許多營養。和米一樣，味噌也是具有歷史的傳統食品。這些在日本人的生活中被人熟悉的日常食品，在健康上扮演著極爲重要的角色。

前面也談過綠茶的功效，它含有非常優異的成分。最近有些醫師建議嚼食茶葉的方法，使其效用更爲提高。日本人自古以來便吃米、味噌，又飲綠茶，當然，僅僅這些是談不上健康的。因爲，它們缺乏人體所必要的脂質，所以成爲日本人短命的原因。但在飲食已經西歐化的現在，重新認識傳統食品的效用是一件非常重要的事。

事實上，蛋黃油自古以來便被視爲強壯劑而受到愛用。根據文獻記載，它是日本江戶時代庶民的健康，一向都是由土法煉製。目前我們手中所用的蛋黃油，便是日本老百姓們努力傳承下來的。

不僅一般老百姓愛用。德川十一代將軍家齊一共生了五十四名子女，據說其多產的奧妙即在於「蛋精」。他將「蛋精」視爲絕傳的秘方。據推測，所謂的「蛋精」便是蛋黃精。進入大正時代之初，蛋黃油才躋身於近代醫學之列。大正十四年出版的《家庭實際看護秘書》一書，被視爲家庭療法的辭典，而廣爲傳閱。在這本書中，有三位醫學博士發表了蛋黃油臨床實驗的結果，每一位的報告都指出，蛋黃油對心臟機能障礙、痔瘡、少年白都有著出色的效用。令這些醫師驚訝的不僅是蛋黃油的各種效用，同時它還不具副作用。沒有副作用，便是健康食品的絕對條件。

中國的傳統食品杜仲茶，也被視爲健康食品而成爲話題。杜仲是自生於歐亞大陸的一種落葉樹。傳說中，它是仙人飲用來作爲長生不老的妙藥。

日本大學藥學系教授高橋先生指出了杜仲茶的效用即在於：「它具有合成佔了身體總蛋白質三分之一的骨膠原的功能。」不用說，蛋白質是一種非常重要的營養素。如果蛋白質不足，那麼血管、內臟、肌肉就會發生障礙。

杜仲茶的效用當然也引起了人們的關心，飲料廠商之所以不斷地將它商品化，正是因爲大家對它的注意日趨升高的緣故。

但我們卻無法親手來製作杜仲茶。因爲日本幾乎不生產杜仲茶的原料，一切都需仰賴他人或工廠製造。它的效用雖然十分神奇，但因爲我們身旁並沒有這種原料，所以和我們「愉悅自在保健學」親自動手製作的宗旨，並不符合。

就這一點來看，蛋黃油的原料——蛋既便宜又容易取得，雖然需花費一點時間，但任何人都懂得製作的方法。而且，卵磷脂的功效不凡。另外，從它毫無副作用的優點來看，它確實是一種很理想的健康食品。

除此之外，當然還有各種各樣的健康食品。日本人自古以來便愛用的東西之一便是芝麻。芝麻含有大量可以防止身體氧化的維生素。在第一章中，我們談過身體的細胞一旦氧化了，細胞就會變質，發生各種各樣的障礙。人之所以老化的原因，便是因爲氧化引起細胞的減少、死亡。芝麻之中所含有的維生素可以防止細胞的氧化，所以日本人一向將它作爲健康食品來食用。

相信各位讀者一定在時代劇等節目中，看過販賣「蟾蜍油」的浪人模樣。大家看了不免質疑：這種商品被說得天花亂墜，但真的有效嗎?然而，最近昭和大學藥學系的中谷一泰教授的研究小組發表報告指出，在「蟾蜍油」之中，含有使人類白血病（亦即血癌）之一的疾病自行消失的成分。我看了這一則朝日新聞所報導的報告，心中爲之喝采不已。

原因之一，是爲了新的抗癌劑可能即將誕生而喜悅，而且，中谷教授的研究小組能從蟾蜍油之中找到抗癌物質，對他們有彈性深入的構想，也使我敬佩萬分。像這樣的研究者能出現於日本，實在是很幸運的事。

各位讀者應該都明瞭，食物纖維是人體所不可或缺的營養成分。尤其它對於排除血液之中不良的膽固醇有著極大的作用。它可以防止動脈硬化等疾病。另外，它也和酵母菌一樣具有整腸的作用。它可以防止便秘，從而預防大腸癌。

這裡說一點題外話，便秘絕不容忽視。小腸、大腸是進行食物消化、吸收、排泄的重要器官。便秘是老舊糞便堆積附著於腸壁，而無法排出的狀態。人體一旦所必要的物質有所不足，就會產生對這種物質的慾求，如果此時不滿足其需要，身體便開始產生變化。相反地，不必要的物質一旦囤積下來，則身體的狀況也會產生變化。便秘是形成肌膚粗糙及痔瘡的原因，同時也是導致大腸癌的原因。

不僅是對身體有著極大的影響，便秘時糞便堆積在腸道使人感到十分不舒服，在心理上也造成莫大的影響，這一點相信有過經驗的人都可理解。舉例來說，便秘時人際關係會如何？自然不佳。對於工作及家事也意興闌珊，陷入任何事情都提不起勁的狀態。便秘會招致壓力，這是非常可怕的一點。

我在本書中幾乎用盡三寸不爛之舌地重申一點：壓力是健康的頭號大敵。

現在讓我再來宣揚一下蛋黃油的效用。蛋黃油具有使腸的細胞活化的效用。人體並不是只要胃的狀況良好，或是腸的狀況良好即可，這只是部份性的健康而已，談不上真正的健康。胃、腸、血管等器官的功能都是彼此關聯的，必須全部都健康才能保有真正的健康。蛋黃油可以強化構成身體組織的細胞，所以它也可以活化腸的功能，又可產生將糞便排出體外的力量。

以痔瘡而言，愈來愈多年輕的女性罹患此症。有時年輕女性不太願意到醫院治療，所以如果症狀爲輕度，那麼不妨將蛋黃油塗抹於患部一試。這是江户時代末期所流傳下來的療法。蛋黃油具有極佳的殺菌效果，所以可以改善患部的症狀。

現在我們將話題轉回食物纖維。便秘的原因之一是食物纖維不足。什麼樣的食品之中含有食物纖維呢？相信本書的讀者應已知道。

富含食物纖維的食品有蓮藕、胡蘿蔔、甘藷、蘑菇、海帶芽、海帶等等。食物纖維有什麼特徵呢？它最大的功效便是促進排便。也就是說，它具有使身體不必要的鈉（鹽）、膽固醇、糖分一起排出的功能。此一功能，可以預防高血壓、動脈硬化、糖尿病等疾病。最近，大家熱烈地討論的話題則是它具有將致癌物質排出體外的作用。

長壽地區的特徵，便是在餐桌上擺滿了許多含有食物纖維的食物。

觀察食物纖維的效用時，我們發現它的效用和蛋黃油非常類似。因爲它和蛋黃油一樣，具有將身體不必要的物質一一驅除至體外的功能。

諸如蛋黃油此類的食品，乃是自然的恩賜。健康雜誌、有良心的醫師及學者，都實際檢驗證明了其功效，我想這一點對我們而言深具意義。

居所附近醫師的重要性

縱使我們愛用任何一種健康食品，但它們依然保證我們不生病。以蛋黃油爲例，我們認爲它對於健康有著極大的貢獻，但我們仍無法斷定它具有絶對的效用。

如果健康受損了，那麼還是該尋求醫師的幫助。我每年都要接受一次健康檢查，到大學教學醫院作仔細的檢查。在醫院大廳我常見患者擠得水洩不通，尤其是老年人的身影特別引人注目。現在我們來聽聽其中一人的心聲：

「什麼地方不舒服呢？」

「好像有一點感冒，頭很沈重哪。」

這就夠了，我不想再聽。對我們而言，真正必要的應是周遭的醫師，也就是可以往診，有一點小病便很快地爲你診治的醫師，通常是居所附近的醫師。

在大學附屬醫院及綜合醫院的醫師，問診至多只花五～六分鐘，當然很難以找出患者患病的真正原因。患病當然有其原因。疾病和患者的家庭環境、工作內容、經濟狀況都有關聯，如果無法瞭解這些情況，多半無法找出疾病的原因。像今日這樣壓力重重的社會，壓力也是患病時應該考慮的原因之一。

而藥物方面也是一樣，大型醫院開藥是針對「疾病」而非「患者」。藥物是否適合，患者本身並不具有判斷的能力。

如果是居所附近的醫院，情形又是如何呢？如果是有經驗的資深醫師，他們會就患者的血壓及臉色等情況作綜合的判斷，然後再配藥。不僅如此，如果自己的心臟有問題，那麼和心臟有關的疾病都應爭取時間治療，一分一秒都要把握，怠忽不得。

在這樣的情形之下，我們更應完全信賴居所附近的醫師。他們只要一看症狀，便可分辨出疾病的種類。有時自己原本所屬的醫院無法顧及每一位患者，但他們也會爲我們介紹設備比較完整的綜合醫院。因此，居所可以說是掌握我們命脈的重要關鍵。

大型醫院最近雖然稍有改善，但仍缺乏「診治患者」的態度，只能達到「診治疾病」

的程度，而無法關心患者的各種情況。各位讀者是否過度依賴大型醫院了呢？對於一直等待了半天卻只有五分鐘的診斷時間的醫療服務，是否有所不滿呢？如果讓這種不滿就此積壓在心中，那是非常不利的。

所以，爲了保護自己的健康及生命，得到更多的照顧，不妨找一位居所附近的醫師作爲家庭醫師。與其生病立刻呼叫救護車將自己送到醫院，不如在家庭醫師的指示之下被送到大型醫院，我想這樣會比較安全。

我也認識了幾位這種家庭醫師型的醫師，他們都是值得我打從心底尊稱他們爲「醫師大人」的高尚人士。其中和我交往較深的便是北辰堂佐藤醫院的佐藤醫師。佐藤醫師畢業於聖瑪莉安娜醫大，在校專攻西洋醫學的內科。這位醫師有一項很怪異的脾氣，那就是舉凡不肯虛心地和醫師溝通的患者，他都不接受，甚至來了也會趕他們出去，以致招來許多批評。不過，他本人對此相當坦然。他曾說：

「診療時間及我的能力都有限，所以我只能用心去治療真正想治病的患者，以及不僅信賴醫師而且也相信自己身體的患者，還有對我的診療由衷地信任的患者。」

我定期地接受他們診療。

我也是人，所以身體也有出現狀況的時候。此時，我便前往日本屈指可數的大學醫院接受治療。然而，情況並無任何改善。接著我一共又到三家大學醫院接受診斷，結果症狀毫無改變。於是我經人介紹在佐藤醫師的醫院接受診斷。令人驚訝的是，只經過一次的治療，我的症狀便改善了許多。這究竟是怎麼一回事呢？我想原因即在於：佐藤醫師不僅根據西洋醫學，同時也根據東洋醫學去分析患者的症狀。

我認爲人的身體不能僅從生物的觀點來看，而應從受上天所支配的觀點來看，才能瞭解透徹。西洋醫學是日新月異、進步迅速的，如果它不徹底採取關心患者的態度，僅從疾病的角度去診療的話，那麼就難以有真正的進步。

不要忽略副作用

大部份學習西洋醫學的醫師，對於坊間所出現的健康食品都抱持著質疑的態度。我也曾數度委請專攻西洋醫學的醫學作蛋黃油的臨床實驗。經過臨床實驗的結果，出現的數據顯示它非常有效。

當我拜託他們以真實姓名來發表這項數據，大部份的醫師都搖頭不肯答應。醫學界是由複雜的人脈關係所構成的。而和製藥界的公司、廠商也有著深厚的關係。生活在這樣環境之中的醫師，要他們承認蛋黃油的效用恐怕是困難的。

最近，雖然積極地承認東洋醫學及健康食品的效用的醫師日漸增加，並活用於診療上，但這畢竟仍是少數派。

就在這樣的情況之下，一件令我驚愕的事件發生了。有十五個人由於服用抗濾性病毒劑及抗癌劑所產生的副作用，而被奪去了寶貴的生命。這是一件非常受人矚目的藥物中毒事件。我從以前一向就非常注意藥物的副作用。所謂的藥物，是指在一般的情形之下具有可以殺死濾過性病毒細菌，並使細胞恢復正常作用的藥物而言。而且，在短期間內能發揮此一作用的藥物，便被稱爲「良藥」。

我一向對於「藥物萬能」的風潮抱持著非常謹慎的態度。人類的身體最不希望出現劇烈的變化。根據近代醫學的判斷，學者們莫不認爲，爲了殺死癌細胞而使其他的細胞產生異變，也是莫可奈何的事。

但作爲一位醫師可不能如此，只相信以上的判斷。站在我的立場來說，醫師在用藥之前應將藥物是否具有副作用、有何種副作用一一告知患者。是否要接受這些藥物，應由患者自行決定。

我認識一位零售店的經營者，他已經因癌症而亡故。這位朋友並未接受醫師所開給他的抗癌劑。他發現罹患癌症時已經到了末期，醫師宣告沒有痊癒的希望。

在被宣告罹患癌症時，他懷著感恩之心，同時他還有一個願望，那就是直到最後一刻都可以做一個經營者。

他說：

「服用抗癌劑之後，身體整個受到影響，變得不成人我還可以忍受痛苦，所以我希望保持原來的臉型、身體，直到生命最後的一刻來臨。」

後來，他似乎一直躺在醫院的病床，寂聊地忍受著極大的痛苦。因爲，他幾乎不接受任何檢查。他說，與其在醫院裡苟延殘喘地延續一點生命，倒不如去想想如何充實剩餘的時間。

他經常要求外宿，希望能出席店裡的朝會及幹部會議等活動，甚至花費精力和客户交涉。結果，他比醫師所宣告的期限多活了一些日子，出乎預期，最後，他直到耗盡生命的精力才往生至極樂世界。

在這個故事裡，我們可以得到幾個教訓。

首先，醫師並不是只將精力花在治療疾病上即可。要知道，患者雖是病人但卻不是弱者。他們每個人都過著無可取代的人生，也都是受到家人及大自然關愛的人。有的人雖然因患病而從此一蹶不振，但是，也有人以患病爲契機重新去體認自己的人生，然後埋首於作人生最後的整理、檢討。關於這一點，希望醫師們千萬不要忘記。

身爲醫師的人，如果能擁有這樣的觀點，那麼，相信就不會發生如前所述的藥物副作用事件了。也就是說，第二個教訓是有關副作用的問題。只要稍具醫學知識的人，就知道放射線會對身體造成副作用。舉例來說，毛髮會逐漸脫落、身體虛弱無力、食慾減退。最糟糕的是骨髓喪失機能，而對血液的製造形成重大的障礙。

我的朋友所害怕的便是這一點。所以，他堅持直到最後一刻都要活得像個人，享受各種飲食，並且可以和家人、朋友聊天談笑，保全他的工作。希望做到這些的人，難道我們忍心再去責備他太任性嗎？我是絕對不會責備他的。不僅如此，我甚至經常鼓勵他付諸實行，並不時拍拍他的肩膀給予讚美。

副作用不僅止於治療癌症時才產生。如果藥物是由醫師開出來的，那麼，我們便可從病歷卡上所留下的記錄去研商對策。最可怕的是，醫師的處方藥和市售藥所產生的副作用。

根據厚生省的研究，如果糖尿病的患者同時服用降血糖劑及市售的阿斯匹靈，那麼血糖值就會過度下降，而產生意識上的障礙。據估計日本全國有六百萬人的糖尿病患者，所以這實在是不容忽視的一件大事。各位讀者之中如果有人使用降血糖劑，請務必十分小心。

罹患高血壓的人也是一樣要注意。高血壓患很可能必須服用降壓劑，以我來說，我並不十分贊同此事。輸出血液的源頭是心臟，從頭的前頭到腳的末端，身體的每一部位都必須有充足的血液，爲了將血液充分地輸送出去，心臟必須具有一定的力量，有了此一力量，血液便可順暢地流動於血管之內。順暢地流動的血液對血管壁施予的壓力，便稱爲「血壓」。血壓過高便是所謂的高血壓。

目前被使用的降壓劑約有一百種左右，它們都具有調整心臟及血管的功能，可以使如幫浦般的心臟偏高的壓力抑制下來的作用，尤其是可以避免血管破裂的危險。但在此有一個陷阱值得注意：如果過度地降血壓或停止服用降血壓劑，便無法保持安定的血壓，如此一來，腦部及心臟周圍的血管就有危險了。

降血劑便是以人工的方式來調節心臟的功能。就某種意義而言，這是一種對自然常理的一種挑戰。本書一再强調人類身體的奧妙、精緻，它是一個科學有時也無法觸及的神秘世界。因此，在這樣的世界裡要維持生命、保有身體的功能是非常複雜的「工程」，它可以說是由不能出一點差錯的組織所構成的。我們一旦服用了違反自然真理的藥物，結果將會如何呢？我非常擔心的是：服用降壓劑的人其活動功能會降低。

在醫學上也已確認，服用降壓劑會產生痛風及氣喘等副作用。另外，從服用降壓劑的患者口中可知道，服用之後身體會疲累不堪，而且食慾減退。服用降壓劑之後雖然血壓降低了，但日常生活上也出現了障礙。果真如此，那豈不是本末倒置了嗎？

事實上，人的忍耐也有其限度。最好像我的朋友那樣，乾脆「我行我素」，過自己想做的事。人難道不可以堂而皇之地主張：「對這樣的副作用我不能忍受！」

當然，假使血壓高到連站都無法站穩時，服用降血壓劑是天經地義的事。然而，服用降壓劑應視爲緊急時所採取的措施。最好在服用降血壓劑的同時，也努力於從根本上去治療高血壓。

那麼應該如何做才好呢？當然是讓血管阻塞的地方溶解，使血液循環順暢。據說，能溶解血管阻塞的成分，以高度不飽和脂肪酸及卵磷脂最有效。而蛋黃油便有這樣的成分。

在身體的血管內積存尿酸的疾病便是痛風。痛風的患者們也要多用心。就某種意義來說，痛風是循環器官的疾病。痛風一旦惡化時，便成爲心肌梗塞及腦中風的原因。痛風的症狀，是由尿酸值來檢視，一旦尿酸值過高時，便不太容易降低。因此，必須服用可以降低尿酸值的藥物。

大致而言，這種藥物分爲兩種。一種是促進體內的尿酸排出的藥物，另一種則是將體內的尿酸加以分解的藥物。前者包含於利尿劑之中，所以需要時時上廁所。

症狀嚴重的人，多半併用兩種藥物。但根據醫師們的說法，兩種藥物都用是不利於身體的。急劇地降低尿酸值，會對身體產生什麼樣的影響，這一點似乎至今仍未被解明。

據說，一停止服用痛風的藥物，尿酸值就會急劇上升。因此，最好是能同時進行飲食療法，然後讓尿酸值慢慢地下降，才是最安全的方法。

關於藥物的副作用，醫學界至今仍在摸索改善之道。厚生省也强調，藥物應在醫師的指導之下才可服用。將醫院領來的藥和市售藥品混合使用時，會有副作用出現。爲了防止副作用的產生，最好能拿到藥再加以檢驗確可。製藥廠在製造新藥時，也應製作給醫師看的小册子，在其中明白地指示出有何副作用，而醫師也不要認爲副作用的產生是理所當然的，應站在患者的立場來考慮治療的對策。

如上所述，以副作用作爲問題的背景，便可產生出許多藥物及醫療的問題。僅以感冒爲例，醫師通常會開二～三種藥物。在綜合醫院裡，領來的藥物也經常非兩手來捧不可。我認爲，今日以藥物的多寡來計算診療報酬的趨勢很強的醫療體系，醫師們多少也要負一些責任吧。厚生省也以老人醫療爲中心，想摸索出改善藥物氾濫的醫療現況的對策。

總而言之，我們千萬不可忘記藥物就像是雙刃之劍。事實上，藥物會降低我們人類所具有的自然治癒力。舉例來說，感冒時只要大約一星期的靜養，體內的免疫物質便可驅除感冒的濾過性病毒。

如果一定要以藥物來治療，那麼最好能有正確的處方箋，不要隨便服用成藥。

我認爲，今後醫療界的一大方向，應是積極地探討如何去活用自然治癒力。

不要忽略癌症

新的治療法陸續地出現

一九九三年，日本一年内因癌症而死亡的人高達二十四萬人。它登上死亡原因的「首席寶座」。事實上，日本人之中每四人便有一人因癌症而病倒。日本人認爲癌症是最可怕的疾病，唯一的理由即在於此。

實行預防癌症的絶對性對策，以及因手術而治癒的可能性，並不是那麼高。有許多人一旦被告知罹患癌症，便失去活下去的希望。至於是否應告知患者本人，我認爲有此必要，我個人便希望被清楚地告知。但是，有人一旦被告知便發生反效果。正因如此，我認爲醫師不僅要診療「疾病」，同時也要診療「患者」。

醫師必須考量入院數日的患者在家人探望時的表現，判斷他和家人之間的關係，最後才決定要告知他病情，不能只是機械性地考慮告知與否的問題，在判斷時過度僵化。

癌症的第二項可怕之處是它會復發。癌症這種疾病，縱使出院了也不意味著已經痊癒。

第三項可怕之處，是患者對於身體飽嚐疼痛會感到不安。我也曾親身體驗過疼痛的滋味，老實說，倘若這類疼痛一直持續著，那麼生倒不如死。人類的身體在忍受疼痛的能力上，其實是非常弱的。

第四項自然是對於「死亡」的恐懼。因爲有了此一恐懼，所以，對於醫師勉勵的話語及探病訪客溫馨的話語都聽不進去。這是和靈魂的問題（死後的世界）有關的問題，所以不是那麼簡單便可克服的。

正因爲癌症會傷害到許多人的身心，最後甚至會奪去人們的生命，因此在絶對性的治療法尚未確立之前，仍有衆多研究者强烈地希望解開癌症形成原因之謎，並向新的治療法挑戰。我也非常希望，他們能及早將人們從癌症的痛苦之中解放出來。

京都大學放射線生物研究中心的內田溫士教授所開發的「新免疫療法」，即爲新療法之一。我之所以對這種療法有著極大的興趣，乃是因爲它正是一種活用體內免疫物質的療法。我所提倡的健康，也正是以輔助身體維護其功能爲基本。屬於淋巴球的ＮＫ細胞及Ｔ

細胞，相對於癌細胞擔負起「免疫機構」的角色。使這兩種細胞活性化之後，便可攻擊癌細胞，接著再實施提高免疫功能的手術，更可加速手術後的恢復。

我認爲，這是一種非常值得期待的療法。

在美國、義大利及中國大陸等地一直持續進行的臨床實驗，即爲「遺傳因子治療」。簡單地說，它便是從體外導入遺傳因子，以阻止腫瘍細胞的增殖的一種療法。這是由「癌症乃遺傳因子的變異所致」的觀念而構想出來的治療法。時至今日，我們仍未發現任何的副作用，但日本尚未加以開發，實在非常可惜。

在預防癌症方面，也陸陸續續地發現新物質。例如β胡蘿蔔素（Bata Carotene）、維生素E、硒等物質，以及綠茶所含的成分，鰮魚所含的DHA等等，這些物質之中是否具有抑制癌症的作用呢？關於這項研究，在美國及日本都一直持續進行著。

從這些食物成分之中來採取預防、抑制癌症的物質，此一嘗試也十分了不起。本書之中我一再談及食物與健康的關係。爲了預防某種癌症的發生及腦中風，對每日的飲食應徹底地提倡「不偏食」。

首先，儘可能去吃你所喜歡的食物，做你所喜歡的事情。然後，好好地熟睡。如此一來，便可先消除造成壓力的原因。壓力會妨礙身體免疫物質的分泌。無論你注重什麼樣的健康法，只要身心仍被壓力重壓著，則必定無效。

除此之外，希望各位能多多認識、利用各種各樣的預防法、治療法。

追求自然治癒力

一般而言，癌症的治療有四種方法，即手術、化學療法（抗癌藥劑）、放射線療法，另外還有最近極受矚目的免疫療法。免疫療法之中一種特殊的療法即爲丸山疫苗，相信各位都已知道。

這是已故的丸山千里博士所開發的疫苗，自一九七二年起開始使用。但是經過各種變遷，審查新藥的「中央藥事審議會」迄今仍未承認其效力。儘管如此，使用丸山疫苗的患者，還是爲數衆多，而不少患者也證實其效果。

這種疫苗最大的特點，即爲使免疫力活性化。也就是利用免疫物質殺死癌細胞，使其趨於無力，或者包圍癌細胞，斷絕其周圍的營養補給。

在醫學界不被承認的丸山疫苗，就其活用體力免疫物質這一層意義來看，我倒是給予不錯的評價。

前面說過，治療癌症有四種方法，其實，另外還有許多種療法。在《朝日新聞》「日本的黑暗面」這個專欄中，便介紹了帶津三敬醫院以氣功為主所進行的癌症治療法。這是中國大陸針對癌症所開發的氣功。根據報告指出，利用西洋醫學治療而無任何效果的患者，有一部份因此一治療法而恢復了。

我對於這些患者所作的努力及幸運復元，衷心地喝采。同時，我對於介紹這種治療法的《朝日新聞》記者的見識，也深感尊敬。另外，我對於帶津三敬醫院所主張的「整體醫學」感到强烈的共鳴，對於他們將人視為具有肉體、精神、靈性的全人格個體，並重視自然治癒力的醫學，更是佩服萬分。

關於自然治療力，我最近閱讀了一本書，覺得非常感動。這本書便是臼井浩義所著的《克服癌症》。作者曾經是一位攝影師，繼承了父親所經營的出版社，結果不幸倒閉，目前則在一家和文字處理機有關的公司服務。

臼井先生罹患了肺癌。他的主治醫師京都第一紅十字醫院的淺妻茂生醫師曾指出，手術雖有可能成功，但也有危險性。

自此以後，臼井先生便開始了癌症的搏鬥。他的太太是一位自由編輯者，對民間療法曾積極地給予好評。臼井先生於是開始實踐以提高免疫力來克服癌症的療法，此書便是要傳達他以自然治癒力來抑制癌症的執著。

有時我會又哭又笑地給予聲援，鼓勵他：「加油！加油！」

現在我且將臼井先生所實行的治療法敘述如下。

他採用的是以蓮見疫苗、漢藥、糙米、無農藥食物爲主的飲食療法，以及淋巴球療法、斷食、干擾素（Interferon）、碘、肝油及防腐劑（Creosote）爲主的ＭＭＫ療法。爲了使免疫力活性化，他也飲尿。另外還有以枇杷葉溫灸、作全身按摩、溫熱指壓、整體或半身淋浴等等，全都一一嘗試。

爲了治療，他經常前往名古屋、東京等地。只要是和治療癌症有關的方法，再遠的地方他都會去。臼井先生的氣力，雖經過奔波勞頓最後卻未不支。這是因爲，他對自己的身體及自然治癒力充滿了信心的緣故。

民間療法的醫師們，個性都非常令人敬佩。以橋本醫師爲例，他建議患者服用蓮見疫苗。他對臼井先生說：

「那麼，你要我做什麼呢？」

這是多麼嚴厲又仁慈的話語。像這樣的人，正是能正視患者本身的自然治癒力的醫師。另外，臼井先生也很值得敬佩，因爲她不忘不斷地以積極的心態來鼓勵丈夫。還有，一直注意著患者臼井先生的「治療之旅」的淺妻醫師，也是一位了不起的醫師。有了這些人的支持臼井先生才能執著於實踐各種各樣的療法，以驅除癌症。

這真是一項奇蹟，但它是可以相信的奇蹟。

在這本書中，臼井先生告訴我們健康、飲食、民間療法、夫妻關係、醫師及醫療究竟爲何，並給予我們各種教訓。希望各位讀者都能閱讀它，這確實是一本很好的書。

日本的醫療現況，也許是日新月異的，但對於上述兩個事例，我真正感到喜悅。

不僅診療「疾病」也診療「患者」的醫院及醫師們，以秉著「使患者往生極樂世界」的觀念，一直在提倡先進的醫療運動的柏木哲夫先生，都令人敬佩之至。

我希望有一天能建立一座將患者、醫師、護士視爲一體，考慮真正的治療、健康的醫院。我可以以得自蛋黃油的收益來回饋社會的形式進行此一計劃，我想這便是我人生最後的工作。

第3章　一心同體的健康學

我們所生存的社會將何去何從?

「唯物社會」為造成壓力的一大原因

「朝向任何方向都沒有關係吧?」

我似乎可以聽見讀者們如此的喃喃自語。的確,就某方面而言事實是如此。我們的生活和社會有何相干呢?無論如何,我們的社會終究不會有太大的改變,但我認爲,有時還是非改變不可。如果我們能知道社會趨勢的走向,那麼便不會受損。也就是說,只要能掌握住大方向,眼前雖有一些細微的狀況或波折,但我們仍可愉悅自在而隨波逐流。

我想讀者之中也有許多人是經商的生意人。關於做生意這一行情況如何呢?如果經濟衰退、景氣不佳,那是否就要一籌莫展呢?景氣回升時,是不是就可以認爲生意一定會轉好?

如果就短期的觀點來看,這樣的想法還算行得通,但若從長期的觀點來看,那就有待商權了。

消費者是會不斷改變的，能爲消費者提供他們真正想要的商品，並且消費者認爲價格適當的商品，那麼消費者一定會集中在這樣的商店裡。所以，在價格上無法讓步陳列出折扣商品的百貨店，生意必定不佳。相反地，能廉價銷售紳士服、酒類等商品的廉價商店，業績反而有起色，能順利地成長。

但是，並不是僅僅便宜就可以。消費者在習慣品質之後，接著便開始要求品質。目前這個時代，已變成縱然廉價商店也不能掉以輕心、任意放棄的時代。

各位讀者每一個人都是消費者，你們每天都會到什麼樣的商店去購物呢？而你又被該店的哪一部份所吸引呢？

家庭主婦們會本能地知道銷售便宜商品的商店，哪一家有便宜貨她們都一清二楚。同時，她們也都是蒐集資訊的高手。太太們喜歡惠顧的商店，總是會因爲口碑而一傳十、十傳百，而在鄰近地區廣爲人知。

她們所喜歡前往購物的商店，十年前和現在是否有很大的改變呢？

我們常在不知不覺之中，被捲入社會變遷的潮流之中。我們並不需做這種變化的主導者，但預先知道變化的趨勢卻很重要。

我之所以談及此事，目的即在於强調一點：人絶不能脱離社會，一旦和社會脱節，只站在自己的立場去看事物，則必會造成自己的壓力。舉例來説，商品賣不出時商人就會焦慮不安，於是，乾脆不顧一切以專賣價格昂貴的商品，想藉此大撈一筆。如果是在消費者仍有「便宜無好貨」的觀念，對「高價品」懷著夢想的時代的話，那銷售高價品可能會有不錯的業績。但是，今日的消費者並不會趨之若鶩。於是，商人愈賣不出愈焦急，結果便陷入巨大的壓力之中。

如果商人們能瞭解消費者的喜好趨向，那麼就有可能選擇不同的方向去做生意。能就現實的角度去考量消費者所要之商品的商店，縱使處在不景氣之中，也一樣會生意興隆的。

消費者——也就是我們——對於自己周遭的「物品」難道不會逐漸感到厭煩嗎？根據商品科學研究所及研究開發的CDI的調查數據顯示：目前家庭之中的生活財，平均有一六四三種。和十年前相較，約增加了四百種。其間因景氣不佳，也許便受到一些影響。

總而言之，我們被大量的「物品」包圍著，生活變得愈來愈便利及快樂。但對於過度地追逐「物品」，享有物質，我們也漸感疲乏，反而開始產生不安，這種茫然和不安，使我們覺得：「這樣的時代實在不應再持續下去！」

此時人們會省思：「物質雖然如此豐富，但我們的生活充實嗎？這樣便可稱爲真正的幸福嗎？而是不是應該還有其他不同的幸福？」汽車及家電製品逐漸滯銷，經濟不景氣並不是唯一的原因，消費者不斷的改變也是一個徵兆。

我的感想是，時代目前已經進入一個大的轉變期。

船井綜合研究所的船井幸雄會長，是一位卓越的經濟學家，同時他也因爲預測中各種趨勢，而被稱爲「平成的預言者」。他的許多預測都非常準確，他預測二十世紀末到二十一世紀，這一段時期是「大變革期」。「近代」這個時期已經趨於瓦解，由一種嶄新的價值觀爲基礎的社會即將出現。也就是他預言：未來不再是「物質萬能」，而是回歸到以人爲主人翁，形成新的社會秩序，相信這樣的社會不久即將來臨。

《存在於腦部的睡眠之月球節奏》的作者喰代榮一先生，在書中介紹了太陽活動的周期說。所謂太陽活動的周期，也就是太陽活動有著一强一弱的周期。根據一些數據所顯示，太陽活動的周期有十一年說、五十五年。他指出，今後太陽活動最强的年份是西元二

○○○年。這種說法，和船井先生的預言是一致的，這豈是偶然的巧合？

我想這絶非偶然。地球或宇宙開始朝向大轉變期蠕動，恐怕便是要證實此一預言。最近，呼籲保護地球環境的聲浪很高，世界各國也都開始致力於鯨魚及海豚的保護。談到日本的產業，重工業正陷入低迷不振的景況。汽車的銷售也首當其衝，深受影響。加工食品在市場上廣泛地銷售，另一方面，健康食品、自然食品的需求愈來愈多。

由此可見，我們雖然對西洋醫學的進步有所期待，但我們也應重新評估重視身體自然治癒力的東洋民間療法。

這兩大觀念，開始產生極大的衝突，但我認爲，這應可說是走向下一個時代的陣痛期吧。社會將掀起極大的震盪，這種震盪，正悄悄地侵襲我們的心靈。年輕人中對超能力、宗教或靈魂問題有興趣的人愈來愈多。在第二章曾介紹過的柳澤妙弘先生的「道場」，便常見到二十歲左右年輕女性的身影，這是很令人驚訝的現象。另外，描述美國女明星莎莉·馬克林前世種種的故事，也深深抓住衆多讀者的心。

我們對於周遭的壓力都非常敏感，事實上，這些壓力使我們的身心遭受極大的痛苦，但這究竟是怎麼一回事？也就是我們經常自內心深處感到不安。有許多人也許會說：「並沒有特別不幸的事件，也沒有發生大的事件，但我總覺得情緒無法鎮定。」

有時我的心也會被這種感覺所襲擊，每當這個時候，我都會到京都或奈良去參拜佛像。帶著虔敬肅穆的心，正襟危坐地凝視佛像，並且聆聽佛堂僧侶的合唱，自自然然地合掌膜拜。只要一合掌面對佛像，我的心情便自然地開朗起來。面對著歷史悠久而呈現在自己眼前的佛像，我沈重的心情也被紓解了。

小的壓力我們都能切實地感覺到，但我們再來看看大的壓力情形如何？壓力其實並非僅有壞的一面，大的壓力有時會讓我們體驗到一種痛快的緊張感。此時我們會湧上「如果自己不加油和壓力搏鬥，那麼就會被壓力擊倒」的意識，於是油然生起「好，我要奮鬥」的鬥志。面對小的壓力，或是面對小的難題而不知解決的方法時，的確是一種考驗。

但當我們消除了小的壓力，此時我們自然就會萌生面對大的壓力，向其挑戰的鬥志。在面對佛像而感覺著時間的漫長時，我自然生起叱責自己爲何受困於身旁雜事的念頭。在歷史悠久的佛像面前，個人小小的難題根本就不值一提，不需爲此而苦惱。

我經常對於大轉變期會產生什麼變化，自己在這樣的變化之中會變成如何深感不安。也許是這種不安的情緒，使我最近對人體的奧妙感動萬分。各位不妨也作好世紀末的準備，儘管感到不安，但從不安之中你反而得到更多。

腰痛也是造成壓力的原因

我並未特別去輕忽小的壓力。壓力對於健康所造成的傷害，確實是非常嚴重的問題。

首先，我要介紹某治療院的荒井政信先生的經驗談。荒井先生開發了一種融合整體術及氣功的治療術，稱爲「均衡挑戰法」，這是一種發現身體左右的扭曲，然後利用整體術加以調整的治療術。爲何身體會產生扭曲的現象呢？原因大都源自於壓力。

人的身體一旦受到壓力時，由於自律神經的作用，包裹整個身體的皮膚就會逐漸僵硬，而阻礙肌肉的活動，這便是造成腰痛、睡落枕等症狀的原因。再者，自律神經也會因爲受到壓力而變得不均衡，造成蕁麻疹。

請仔細觀察一下我們的皮膚，上面分佈著許多網狀的血管。當時值寒冷的冬天，血管就會收縮以防體溫散逸至體外，而夏天氣候炎熱時，血管則會鬆弛打開，將熱釋出，但自律神經一旦失調時，此一具有調節功能的系統便受到破壞，血管會過度地打開，造成蕁麻疹。

現在話題再回到腰痛上。真正原因仍不太清楚的腰痛，大部份的原因是壓力，這一點令我十分驚訝。而更令人吃驚的是：腰痛的原因並不僅限於腰部本身。譬如，脖子僵硬而活動性不佳時，也是造成腰痛的原因。這是由重視身體相關係的氣功理念所作出的診斷，但是，這種說法對我非常有說服力。

人體的各部位並非獨立存在。譬如，過度使用右手時，左手也會感到疼痛，相信有此經驗的人必定不少。也就是說，荒井先生所說的自律神經的均衡受到破壞的結果，其影響會出現於左手。又譬如我們也常有這樣的經驗：過於注意腳踝的疼痛，反而會變成腰痛。

似乎很多人都爲了腰痛而苦惱不已，但糟糕的是，縱使到醫院求醫診治，症狀也無法獲得改善。荒井先生說這是理所當然的事情。

「倘若我們到整形外科去求診，首先都會拍攝腰部的X光照片。但腰痛的根本原因大都不在於腰部，縱使看了X光照片也無濟於事，無可奈何之下，只好開一些止痛的處方藥給我們就算了事。因此，西洋醫學通常無法將腰痛治好。不是我自吹自擂，我利用整體治療，大致都徹底改善腰痛的程度。」

也許今後要明白腰痛的原因非依賴東洋醫學不可，而且，將腰痛和壓力視爲相互關聯的東西，實在是非常了不起的看法。

考季來臨時考生到醫院求診的人數大增。我認爲這是因爲準備考試時過於疲乏所致，事實上，和考試有關的各種壓力正是造成疾病的原因。

在各位讀者之中，如果有因慢性腰痛而深爲苦惱的人，那就有必要確認一下你的周遭是否有壓力的存在。

公司是壓力的最大來源

某位人力資源公司的幹部曾經說過，所謂的人才，幾乎都是女性，而且以擔任庶務、會計、總務等相關工作居多。最近由於各公司業績不振而相繼裁員，因此他們公司所經手的派遣人員也減少了，這都是受到經濟不景氣的影響所致。

人才派遣業最怕的，便是所派遣去應徵的人才半途便向公司辭職。這位幹部檢討他們之所以會辭職的原因，占原因第一位的是什麼？是工作太忙嗎？不是。是同事之間相處不好或上司太難伺候嗎？這兩者也都不是。最大的原因是「工作太空閒了，能力無法發揮」，這一項佔了全體的七十%。

工作的人害怕太忙也怕過於空閒，這些都會讓他們感到壓力。最近，各公司强制退休及違反本人意願的調職似乎很多。由於消費狀況持續低迷，商品必然滯銷。日本的社會並非因製造商品而成立，而是銷售商品而成立。商品一旦銷售情形不佳，便無法達到業績的目標，上司當然會責備屬下，如此便形成一種惡性循環。

如上所述，在這樣的公司工作的人，各方面的壓力一直包圍著他們，不過，也並不是如此輕易便向公司辭職吧？

壓力是逐漸靠過來的，有的人便藉酒消愁以逃避壓力。根據醫師等專家的說法，藉飲酒來消除壓力絕對是「不健康」的做法。果真如此嗎？我倒認爲，讓壓力蓄積下來才是最危險的事。因此，我認爲對於酒的功效應給予正面的評價。如果以酒來消除一部分壓力，那我倒覺得酒是一種「良藥」。但如果有過度依賴酒精的傾向，那就必須注意了。

根據專家的說法，喝到爛醉如泥、已無意識的人，其深層心理之中隱藏著一種自我毀滅、自我否定的願望。他們都有一種難以克服的不安，譬如，很多人對地球的未來及死後的世界感到茫然、不安，他們深感絕望、無力改變。

就某種意義而言，這種人多半是感受性較强的類型，因此，要袪除這種不安感並不容易。其中的一種解決方法，是將精神寄託於靈魂及宗教，如此似乎是最佳的方法。

當然，藉酒消愁只能偶一爲之。如果變成强烈的習慣性，那就不好了。倘若過度依賴酒精，不但無法紓解壓力，反而會形成新的壓力的原因，對健康也有害。衆所周知，酒精需藉由肝臟而被分解，但肝臟分解酒精的處理能力有其限度。我們一天如果需有七～八小時的睡眠，那麼啤酒只能喝一瓶，摻水的威士忌只能喝三杯，日本酒則只能喝一合（〇・八公升），才是最適量的。

一旦超過肝臟的處理能力的酒精量，便是造成肝硬化等疾病的原因。因此，最好注意飲酒應適量。

要喝酒應儘量和家人或三五好友一起喝。這樣不但會覺得很快樂，而且因爲和你所喜歡的人共飲，所以在愉快的談話之中，酒量自然減少了。

許多人都喜歡獨酌，但如此並不能紓解壓力。壓力之所以會形成，原因大部份來自於和人的接觸，也就是人際關係。果真如此，倘若刻意地逃避人際關係反而不利，反而應積極地接觸人群，這才是積極、正面的做法。

香菸也是一樣。經過證明，它是有害於健康的東西。無論任何一種健康書籍，都大聲疾呼禁菸，主張香菸對人體的害處。這是天經地義的事。香菸不僅是形成肺癌、喉頭癌等疾病的原因，同時也是形成動脈硬化的遠因，因此，禁菸、戒菸無疑是有益於健康的。我也絕不抽菸，但我認爲，抽菸倘若只達到緩和心理及腦部緊張程度，而且本人也非常明瞭香菸的害處，則稍微抽一點並無大礙。

有心者對於我這樣的說法，也許會極力譴責我，但我心甘情願地接受指責。不過我希望各位都能瞭解，完美無缺的健康生活是不可能的，如果以諸如此類的完美主義爲目標，努力於追求毫無差錯的生活方式，反而是形成壓力的原因，也就是說，反而對健康有所損害。因此，這種人豈不是成爲一種「健康傻子」嗎？

東京女子醫大的笠貫宏助教在報告之中指出，急性的、慢性的壓力是造成「猝死」的原因。所謂急性的壓力，最具代表性的便是親人及伴侶的死亡。猝死即爲心肌梗塞、重度心律不整等病症發作的總稱。慢性的壓力更具危險性。因壓力而引起病症發作的患者，特徵便是完美主義者、責任心性特別强、自我要求嚴格、限制自己的飲食及興趣的人。

因此，我們只要針對這些特徵「反其道而行」即可。譬如：「明天再做即可的工作不必急著今天做」、「我們要努力，但不要過度勉强自己」、「興趣應優先於工作」、「雖然應考量健康，但也要吃自己所喜歡的食物」等等，都是很好的「健康信條」。

也許有人會反駁：「既然身爲公司職員便應全力以赴。」但有時也請考慮，有些事情不是我們能力所及的。儘管公司是一種以追求營利爲目標的組織，而將員工的健康放在第二位，但因爲拼命工作而損及健康，甚至鞠躬盡粹而後已，無論得到多少的撫恤都是無意義的。

所以自己的身體需由自己維護，生命是珍貴而無可取代的東西。在公司備受壓力時，無論在自己家中勵行如何的健康飲食，效果都是很小的。不，應該說身體一旦受到壓力，食物的消化、吸收便產生重大的障礙。

壓力為何有害身體？

現在我們再有系統地復習一下壓力會影響到身體的問題。壓力的形式，有各種各樣不同的樣貌。前述的自律神經，對人的感情深具影響，兩者關係非常密切。屬於活動性的廣泛地分佈於血管、皮膚等部位的「交感神經」，以及比較安定、平靜，和呼吸、消化、循環等器官相關的「副交感神經」，這兩種自律神經如果取得均衡，那麼便不會形成壓力。

但請不要誤會，以爲只有交感神經才會受到壓力的影響，其實壓力同時也對副交感神經產生強烈的影響。

舉例而言，消化液的分泌就和副交感神經有關。副交感神經紊亂的情況如果非常嚴重，那就有兩種結果產生：不是無法分泌出消化液，便是分泌過剩。當一個陷入極大的困擾之中時，就會沒有食慾，這便是消化液分泌不出來所致。或者，感到極端疼痛時消化液便分泌過剩，胃的粘膜因受到消化液的侵蝕而潰爛。

消化液的主要成分是强酸，這種强酸甚至會溶解胃的本身。因此，胃粘膜的作用便是保護胃壁，倘若胃部糜爛了，那麽消化液的强酸就會攻擊胃壁。市面上所銷售的胃腸藥的主要作用，便是使受傷的粘膜恢復正常，也就是説，以調整消化液爲目的。因此，胃腸藥都應該在飯前服用。譬如，「粒丹」也是以促進消化液的分泌保持正常爲目的，如果因爲壓力而没有食慾，它就有很大的效用。當然，繼續服用的話效果也會持久，尤其是胃不好的人及腸道蠕動情況不佳的人，更是有效。

它和市售的胃腸藥的不同之處，便是不僅對胃的消化、吸收有效，還同時有助於腸的消化、吸收。胃及腸都是對消化、吸收非常重要器官。就某種意義而言，它們可以説是一體的器官，兩者密不可分。只有胃的情況恢復正常，腸卻依然不適時，也是無意義的。關於這一點，下面會加以說明。

消化液一旦長期性地分泌過剩，便會成爲造成胃炎及胃潰瘍的原因，因此，如果擱置不管，那麼便會產生胃很沈重、沒有食慾、胸部鬱悶、想打嗝、想嘔吐等感覺，這些便是通知你的胃有危險的訊號。此時，必須找出壓力的起因，同時也接受醫師的診斷。

不僅胃是如此，司掌食物的消化、吸收及排泄的腸，也會受到壓力的影響。

由腸所分泌的腸液及膽囊所分泌的膽汁都具有很大的作用。小腸的腸液，具有將胃所分解的食物再進一步地加以分解的作用，但由於副交感神經的異常，腸液不是分泌不足便是分泌過剩。腸液分泌不足時，就會成爲便秘的原因，而分泌過剩時，則會使消化的速度過於迅速，無法充分地消化、吸收。在這種情況之下，未被充分地消化、吸收的營養素，便經由大腸排出體外。這便是腹瀉或下痢的原因。

壓力過於劇烈時，胃多半會疼痛，有不少人便有下痢的情況。如果一個人經常爲了慢性的下痢及便秘而苦惱，那麼便應好好地檢驗原因，懷疑是否爲壓力所造成的？

我認爲下痢及便秘的原因，都是消化、吸收功能的減退。尤其是下痢，會造成營養素無法充分地被吸收，因此而使循環產生重大的障礙。

所以，千萬不要輕忽下痢，而不去處置它。

另一方面，膽汁對於養分的吸收是一種不可或缺的東西，它受到十二指腸所含有的激膽膽囊素（Cholecystokimim）成分的刺激，才會分泌出來。十二指腸和胃一樣，是對壓力的抵抗力較弱的臟器。罹患十二指腸疾病的人意外地多，雖然不是什麼大病，但卻令許多人苦惱萬分。潰瘍的原因幾乎都是壓力所致。十二指腸一旦發生潰瘍的現象，則其功能理所當然會日漸減退，而膽汁的分泌也會受到影響。如此一來，便難以發揮正常的吸收、排泄的功能。據我所知，十二指腸的患者多半具有下痢的傾向。

消化及吸收是「創造生命之源」的重要作業。胃及腸便是此一作業的「工廠」。而這個工廠，和人的心息息相關。

慢性的壓力會促使動脈硬化

壓力的「形式」有各種不同的樣子。對我們而言，最大的壓力之一是「憤怒」。人憤怒時那種樣子，正如「怒髮衝冠」等形容詞所言，十分可怕。事實上，當人憤怒時心臟就會怦怦地跳，身體則不停地發抖，如此一來，憤怒會刺激到交感神經。換言之，血管會收縮，血液循環也變得紊亂、不順。當這樣的壓力更爲嚴重時，又會如何？那就會成爲高血壓的原因，或者使血管壁受到傷害，這些都是很容易想像得到的。

血液具有在體内不易凝固、但流出體外卻容易凝固的性質。用小刀或菜刀一切指尖等部位時，它會立刻凝固起來，這是因爲血小板發揮其功能的緣故。血管壁一旦受傷時，血小板便會集中至此一部位，以此爲誘因所形成的各種化學作用，會使血管壁變得狹窄又脆弱。

如果想進一步地瞭解這些化學作用的原理，請參照《起因於氣的疾病》一書。作者高田先生，是一位專攻血液學的醫學博士。他經常都在探求人類身體及心靈的問題。雖然我未曾見過高田先生，但我一向非常喜歡閱讀他的著作。也許是我自以爲是的猜測，我認爲先生的著作充滿了對人類的關懷。

血管壁的異常，便是動脈硬化的開始。這種現象如果出現在腦部，就會造成腦梗塞及腦出血，而出現在心臟附近的冠狀動脈的話，則會造成心肌梗塞。當然，僅僅是壓力還不致於成爲動脈硬化的原因。不良膽固醇的附著，才是最大的問題。混濁且呈粥狀的膽固醇和血液一起循環於體內，而附著於血管壁。

在人類的動脈之中，最細微的血管便是位於腦部及冠狀動脈的血管。因此，這些部位一旦阻塞時就非常危險。不良膽固醇增加的原因，不僅止於偏食。根據《壓力及免疫》一書的作者聖瑪莉安諾醫科大學的助教星惠子女士指出：因壓力而被分泌出來的物質，會使游離脂肪酸增加，這些增加的游離脂肪酸，會在代謝的過程之中變成乙醯輔酶（Acety Coenzymea），而乙醯輔酶正是製造膽固醇的材料。也就是說，壓力是增加膽固醇的原因。

我們的身體雖然奧妙之至，但卻不能等閒視之，我們應善待它，多注意食物，縱然想要排除多餘的膽固醇，但也不要因壓力而反使體內產生膽固醇，這是絕對不容疏忽的一點。

壓力除了是造成動脈硬化的原因之外，同時也會造成糖尿病及高脂血症等病症。糖尿病的患者經常被醫師問及：「不能再有壓力了啊！」的確，當我們感受到壓力時，就會促進副腎上腺皮質荷爾蒙的分泌。如此一來，也會使包含於肝臟及肌肉的能量代謝物質糖原（Glycogen）從血液中釋出，於是血糖值便上升。

雖然糖尿病的患者被醫師囑咐平日應用心於「糖尿病餐」，但這些努力在無法克服壓力的情況之下，都將化為「泡影」，完全發揮不了作用。

壓力會誘發癌症嗎?!

壓力和癌症之間的因果關係，雖尚未找到決定性的證據，但卻成為探究心靈和身體關係的醫師及研究者們之間的「常識」。此話怎說呢?其具體的例證之一，便是第二章中所介紹的「新免疫療法」。現在我們來簡單地復習一下。對癌症具有免疫力的物質，有淋巴球及NK細胞、T細胞。讓這種細胞活性化以驅除癌症的療法，便是免疫療法。臼井浩義先生實踐此一療法，以不屈不撓的鬥志打敗了癌細胞。

關於使人體所具有的免疫物質活性化的療法，我表示強烈的贊同。問題在於，壓力會阻礙免疫物質發揮其功能這一點。當人一感受到壓力時，壓力就會經由自律神經而和腦部的下視丘取得連絡，然後各種荷爾蒙被釋放出來。這些都是身體為了對抗壓力而產生的動作。如果這些動作過於旺盛，那麼弊害隨之出現。其中最可怕的便是副腎上腺皮質所分泌的荷爾蒙。它對淋巴球造成極大的傷害。前面也說過，對抗癌的兩種細胞都是淋巴球的一種。淋巴球一旦受到傷害時，免疫功能便減退。

反過來說，不肯屈服於癌症的鬥志，以及絕對治癒癌症的强烈意願，可以使淋巴球活性化。我認爲我之所以能對抗癌症，且直到今天仍未復發，都是因爲蛋黃油的效用。不過，基本上還是因爲我對癌症有一種「絕不服輸」的心態。

壓力不僅會誘發癌症，而且也使治癒的可能性變小，更是提高復發的危險性的原因。最不幸的是，癌症的進展速度過於迅速，而且根本無力去阻止它。第二章我們已說過，癌症會伴隨著各種的痛苦。因此，能否對應這些痛苦，對癌症的治癒及進展速度便影響甚鉅。

各位如果讀過《竭力克服癌症》一書便可瞭解，作者臼井先生雖然罹患癌症，但他從未絕望。他有一種「一定要治癒」的氣概，所以他情願接受各種治療，以求每天的生活都很快樂。

不僅是癌症，一旦罹患疾病時，有些人就會認爲「大勢已去」，陷入絕望的情緒之中，而顯得心灰意冷。我所認識的一位醫師告訴我，像這樣的患者，他的症狀一定會很快地惡化。換言之，諸如「大勢已去」、「畏懼死亡」之類的絕望及不安，對我們而言即爲最大的壓力。壓力會減低免疫機能，如此一來，縱然想治療病症恐怕也無法痊癒。

女性的最大敵人也是壓力

認爲女性比男性壓力較少的想法，是一種偏見。肩膀痠痛、腰痛、畏冷症等等病症，也是使許多女性苦惱萬分的病症。

肩膀痠痛被認爲多半起因於低血壓、高血壓、胃腸障礙等病症，但我們也不要忘了壓力的存在，它也是造成肩膀痠痛的原因之一。也就是說，由於壓力，包裹肌肉的皮膚大都會繃緊。就整體術的角度來看，肩膀痠痛時應該不要用手按摩比較有效。因爲，此時不僅肌肉是僵硬的，連皮膚也一樣僵硬，所以各位不妨一試。

總而言之，這些症狀的根本性原因，應是因壓力而導致的自律神經失調。突然來襲的心悸、暈眩、冒冷汗、頭痛等等，都是由於自律神經失調而導致的症狀。荷爾蒙的分泌也有其影響，婦科系統的各種疾病便因此而增加了。

自律神經失調症一旦惡化時，對個人的生活各方面都會產生重大的障礙。某位家庭主婦每當傍晚開始準備晚餐時，頭就開始疼痛，不得不蹲在廚房的角落。經過各大醫院求診的結果，檢查出的原因是自律神經失調症。

自律神經是一種會對人激烈的感情產生敏感反應的神經。她在當時和丈夫的關係不和睦，所以情緒極爲憂愁、沮喪。她似乎連丈夫的臉都不想再見到，所以一想到丈夫晚上要回來，一見面兩人又要開始發生口角，然後展開激烈的辯論、謾罵，就非常害怕，於是每到傍晚壓力就特別沈重，覺得自己所受的壓力已達極限。結果，她只好離婚，而離婚之後，以前種種症狀都立刻消失了。

像這位家庭主婦一樣罹患自律神經症的人，只要從根本上祛除造成壓力的原因即可，但現實問題是，要這樣做並非易事。如果討厭上司，不想在他的手下做事，就想向公司辭職，或者，只因夫妻之間發生口角，不願再看到對方的臉，就斷然決定離婚，但這些都不是容易做到的，需經過多方面的考量。

消除壓力的方法應由每個人仔細地思考，最好自己設法如何去解決。譬如去購物，買一些自己喜歡的東西，便是一個方法。或者去旅行，讓身心暫時鬆弛一下也可以。我每年都因演講等因素而旅行全國各地，但我並不覺得疲乏不堪。對我而言，這是一種既有趣又充實的工作。而且，旅行所經之處可以欣賞各地風景，還可以吃到好吃的東西、和許多人接觸……，這些都使我無暇去想到「無聊」、「疲倦」。但我們前面提及的星惠子助教卻指出：「女性的壓力會引發慢性風濕症或膠原病。」

我們一再提及，壓力會降低人體所具有的免疫機能。當細菌侵入體內時，免疫機能便無法充分地發揮作用，結果就會發生免疫機能異常的現象。也就是說，原本應保護身體不使異物侵入的淋巴球，會使身體的機能變質，而變成「無差別攻擊」，每一個部位都有可能被細菌入侵。

當人體被奪去身體的抵抗力時，可就茲事體大。這些障礙都會造成身體的疼病，其中最具代表性的，便是慢性風濕症及膠原病。

要改善自律神經失調症，就必須祛除壓力的原因，並分散這些壓力。蛋黃油此時便可派上用場，助一臂之力，使改善自律神經失調症的努力更具效果。蛋黃油之中所含的神經傳達物質乙醯膽鹼（Acetylcholing），有助於上述病症的改善。據說，乙醯膽鹼對交感神經頗有作用。

讓家庭成為消除壓力的地方

因家庭問題、家族人際關係問題而煩惱的人似乎很多。我的朋友之中，有大部份是非常努力認真的上班族，他們喝酒都適量，絕不亂來。這些人有時卻在我面前呈現出爛醉的窘態。當他們喝得意識模糊的時候，常在我面前大叫「混蛋」、「王八蛋」等不堪入耳的字眼，但突然地他們又會醉後吐真言，以認真的口吻說：「我真差勁！」

由於我深知他們平日的性格是老實又穩重的人，因此看了他們狼狽的模樣我總是難以置信，猜想著：

「他心中一定有什麼大煩惱困擾著他。」

我早已知道他們在公司之中一定有懷才不遇之類的遭遇。老實說，升遷並無太大的希望。但是，他們對飛黃騰達、榮華富貴並不感興趣，對一切都看得很淡，生活得平凡又平實。對四處奔波的我來說，他們的生活方式簡直到了簡單的地步，但其中自有一番境界。

然而，如果以五十歲爲界，回顧前面自己所過的人生，他們也許會感到難過吧。對我們而言，年齡實在具有很大的意義。年齡增長除了一則以喜一則以憂之外，同時還令人懷有很大的不安。二十歲成人時，對於自己即將成爲社會人一定是滿心歡喜的。到了三十歲時，自己覺得已經是社會的中堅份子，但內心卻有一種「不再年輕」的不安。四十歲時會如何呢？嚐到的是和家人共聚的幸福滋味，但對於孩子的成長又非常牽掛，對自己人生的前途問題也很憂慮。到了五十歲時，自覺已經和活力十足、充滿幹勁的青年時期、壯年時期告別。此一階段的人生，不過是不斷地反省、後悔而已。

到了六十歲、七十歲時，就某種意義而言是幸福的。無論是「老化」或「死亡」，只要對於人類即將前往的另一個世界有小小的開悟，那麼心中就會泰然自若，坦然面對未來，因爲，此時在人生舞台上所演出的是充實又快樂的人生。此時對人生儘管仍有眷戀，但至少已經不那麼嚴重。不，應該說到了已可下決心隨時消失於人生舞台的境界，這是六十歲、七十歲時最了不起的地方。

我在四十多歲時因生病而倒下，這可以說是對人生仍有眷戀的具體表現。當時，我內心確實被一股極大的激情所支配著。我當時的想法是：「真希望能再活下去！」「萬一有個三長兩短時，我的妻子該怎麼辦，家人又如何是好？」「好不容易業績才有成長的公司竟然倒閉了！真可恨啊！」諸如此類的想法在心中激盪著，我的心情完全被「不想死」的念頭所左右。

因爲有了這種激情，所以我才想克服疾病回到社會的崗位，重新投入工作，但這樣的心情一旦有任何一點差錯，就會轉變爲極大的壓力。因此，對於人生的眷戀就像一把雙刃之劍，有時也帶給自己壓力。

現在再舉上述朋友的例子來談談。我對於他們爛醉的樣子十分擔心，有一次我在四、五天之後邀請一位朋友去吃飯。見了面他對我說：「上一次實在對不起，幫你惹了麻煩了，我真是打從心中過意不去。」我想他之所以在一見面便客氣地寒暄、道歉，是因爲在年長的朋友面前不知不覺地想吐露心中的感情，所以我對此事並不介意。不過，我倒是非常擔心他有什麼煩惱，於是問他：

「究竟是怎麼一回事？」

「呃……，實在讓我覺得有點不好意思……。」

他終於向我吐露心事。

他煩惱的真正原因，其實是女兒的事情。她的女兒是獨生女，我也見過好幾次，是很可愛的女孩子。因爲是中年得女，所以他非常疼愛她。可惜這個像寶貝一般被捧在手裡的女孩，竟然加入不良幫派，即使回了家，也不肯聽父親的話，不和父親交談。他對於女兒不肯溝通的態度，深爲苦惱。

「我想我對女兒的教育可能有哪個地方不對。遠遠地看著女兒染成紅色的頭髮，我真是覺得悲哀。我想我這一生真是白活了。」

這怎麼可以責備父親太無能、教育失敗呢？我也沒有解決他的苦惱的任何方法，我想也根本不需要給予他鼓勵的話語。他每天一定是藉酒消愁、悶悶不樂地過日子。不過，在向我大吐苦水之後，他的壓力多少解除了一些。

向人傾吐煩惱，可以使煩惱的程度減輕不少，變得輕鬆一些。因此，在這個時候，朋友只需扮演傾聽者的角色，用心傾聽即可。

因家庭或家人而造成壓力的例子非常多，這實在是很令人遺憾的一件事。親子之間彼此相互傷害，而最糟糕的是甚至會奪走寶貴生命的事件。而這一類事件竟層出不窮，其原因何在？

我沒有能力去詳細分析原因。不過，我認爲家庭是由夫婦的關係來決定的。兒女想從家庭中逃開，和父母形成敵對的關係，都和夫婦之間的問題息息相關。

夫婦應是同志也是親密的朋友

當我的胃及十二指腸全被摘除時，體力及氣力都非常衰弱，而此時能對我伸出援手的只有妻子而已。妻子所親手製作的蛋黃油，使我恢復了健康。我現在仍記得非常清楚，妻子在廚房的角落流著汗，但仍硬撐著爲我製作蛋黃油，她的模樣令我動容不已。妻子是我最重要的伴侶，同時也是人生之路的同志，更是能和我一起對抗煩惱的最佳親密夥伴。看了她的側影，我才痛切地領悟到這一點。

我想我們夫婦並沒有任何特別之處，在這個世界上，還有許多比我們更了不起、更值得敬佩的夫婦。看過了一些鼓勵因罹患癌症而病倒的伴侶，或是一直在旁看護的夫婦們的手記及報導，我覺得人生雖是有限的，人的力量也是有限的，但愛卻是永恒的，最美麗的。

夫婦之間的緊密關係，可以抑制壓力，而且具有阻止癌症進展下去的力量。正因爲有了廢寢忘食地看護病人的家人，所以病人才產生了想克服疾病的高昂鬥志。這便是激勵所發揮的力量。看到妻子隨伺在後的身影，便是一股莫大的力量。兒女們溫暖的笑語，也是一股力量。我常這樣想：我希望在自己最後臨終的時刻，兒女們會對我說：「父親，謝謝您!!」有了這樣的家人，作爲父親也就值得安慰。

夫婦的關係對兒女的性格也有極大的影響。夫妻之間一旦不和睦時，孩子們的自律神經也必然受到干擾。一個人的心理狀態如果隨時處於不安定的狀態，那麼身體也會出現障礙。不是有聽說過，夫妻吵架之後，第二天孩子就感冒不得不向學校請假的例子嗎？這絕非偶發的事件吧？因爲孩子看到夫婦吵架時，心中就會受到極大的壓力，由於這個緣故，孩子的免疫力也會急遽地減弱，無法抵抗感冒的濾過性病菌。

孩子的心理是無法「習慣於壓力」的，因此他們比大人更具有危險的一面。孩子們容易感冒、罹患腰痛……，當他們陳述上述各種症狀時，應考慮到全都和壓力有關。夫婦關係的惡化，會成爲孩子精神壓力的最大原因，這一點我們應事先便很清楚，明白如何去預防。

我消除壓力的方法

我的基本想法是：「當感受到壓力時才去想對策解決已經太遲了。」

各位讀者如果面對被迫要在「健康的身體」及「快樂的人生」兩者之中作取捨選擇時，你該怎麼做呢？當然，這兩者是相關的，要從中取一的要求或許並不合理，但如果非得兩者選一不可，那麼你會選擇哪一項呢？

我覺得「快樂的人生」應列爲優先考慮。人生並不是只爲了塑造健康的身體而活而已。健康的身體不過是爲了擁有快樂人生的一種手段。吃好吃的大餐、作美味的料理是生活的色彩。如果有你認爲很好吃的東西，那麼可以推定它必定有益於健康。如果你對眼前美味的料理不感興趣，又懷疑它無益於健康的話，那麼它根本不可能有助於健康。前面我一再說過，「吃」是人的基本本能。人如果忽略這一點，那就會在心中累積壓力。

我的信條便是：絕對不做對自己造成壓力的事情，我會儘可能讓自己處於使自己心境愉悅的環境、工作之中，擁有圓融的人際關係。這有什麼不好呢？人原本便擁有保護自己的權利，但從另一方面來看，每個人也都負有自己保護自己身體的義務。我的信條便是徹底執行這些權利及義務。

每天要實行爲了使自己變得健康的方法，不斷地用心、下功夫，希望能多活一天也好，這是我强烈的願望。然後我還希望「死得有精神一點」。「死」是人生的步驟之一。當該來的終於來臨時，最重要的是坦然地面對它。

要如何做到這一點呢？總而言之，要重視維持身體及心理的節奏、均衡的事項。也就是說，心中會對身體本身所感受到的壓力採取機靈的對策。

舉例來說，由冬季轉爲春季的季節變化中，我們的身體經常會受到異變的襲擊，感受到一些壓力。冬天的時候，身體爲了抵抗外界的寒冷，肌肉會開始緊張起來。春天時，我們的心情雖然輕鬆起來，但肌肉並不會立刻鬆弛下來。此時如果過度運動我們的身體，會變成如何呢？此時頸部及腰部會感受到極大的負擔，因而疼痛起來。

另外，我們的生理時鐘被設定爲一天二十五小時，而實際的生活時間卻是每天重複著二十四小時的節奏，所以這兩者之間有了偏差，而這種偏差也會造成壓力。爲了對付這種偏差，最好的方法是擁有舒適的睡眠。

我解除壓力的方法，基本上即如上所述的內容。與其事後才採取補救的措施，倒不如在事前先判斷爲何會造成壓力的原因，這便是我的方法。說來這也是壓力的預防法。也就是說，在生病之前便好好地保護身體，而愉悅自在保健學的觀念和此一想法如出一轍。

愉悅自在保健學的實行，必須每一個人各有不同的方法，而且下功夫，這是我在前面一再說過的，而預防壓力的方法也是一樣。各位必須考量最適合於自己的方法，並付諸實行。總而言之，我們的基本課題便是追求「自己認爲最愉快的生活」。

睡眠是健康的基礎

瞭解睡眠的原理

自古以來，睡眠即與我們的生活息息相關。睡眠和「飲食」一樣，都是人類的本能慾求。在無法計測時間的古代，人們是以太陽來控制生活時間，使生活步調不致於紊亂。日出而作、日落而息，古人即遵守著此一生活步調，有著一定的節奏，這是人類爲了生存而必須遵守的節奏。

這種習性，直到現代仍一直保持在我們的腦海裡。我們的身體似乎對光有著敏感的反應，因此，古代人的習性才會一直「原封不動」地留在我們的腦海裡。

睡眠究竟佔了我們多少的時間呢？倘若以一天八小時的睡眠時間來計算，那麼，一年之中我們便睡去了四個月左右的時間。這絕對是不算少的時間。如果我們真需這麼多時間去睡眠，那麼，可見「睡眠」在人生之中扮演了多麼重要的角色。

睡眠當然是由腦部來控制，而且休息的時候也是大腦在休息。今天的社會，每一個人的腦部都有著極大的負擔。爲了生存，腦部必須計算複雜的方程式，然後讓身體的各部位去執行它所命令的任務，因此，腦部實在是非常疲勞。

身體本身在一天的各種大小活動的疲勞之後，若再加上感受到壓力，那麼所受到的傷害就更加擴大。因此爲了避免疲勞日積月累地保留下來，使身體受到「破壞」，睡眠絕對是不可或缺的一環。在愉悅自在保健學四大原則之中，之所以會將熟睡列入，原因便是睡眠對健康發揮了極大的作用。

最近，「眼球急速轉動睡眠法」和「眼球不轉動睡眠法」的區別，被分得很清楚。我們都知道，睡眠可以分成各種不同長短的節奏及形式。在節奏方面，新生兒一天睡很多次，即屬於「多相性睡眠」，一旦成人之後，則以一天一次的「單相性睡眠」爲主，而上了年紀之後，又轉變爲複數次數的睡眠，這也屬於「多相性睡眠」。另外，還有活動和休息周期相對應的睡眠。

在形式上，則有「眼球急速轉動睡眠法」及「眼球不轉動睡眠法」。白天大腦（尤其是前頭葉）的活動非常活潑時，所常見的便是眼球不急速轉動的熟睡類型。另外，「眼球急速轉動睡眠法」與大腦的成熟有著極大的關係。

這種「眼球急速轉動睡眠法」和「眼球不轉動睡眠法」，是以一階段、一階段的方式來進行的，大約以九十分鐘爲一單位，重複著同一節奏。

睡眠學的權威，《愉快的睡眠》一書的作者井上昌次郎先生指出，「眼球不轉動睡眠法」是以前腦基底部來調節節奏，而「眼球急速轉動睡眠法」，則是以腦幹來調節節奏。

遵守可讓身體得到休息的活動

當人感冒時，就會很想睡覺。市面上所販售的感冒藥之中，菌部份都含有誘導睡眠的成分。感冒是由於細菌的侵入而引起的病症，此時免疫機能充分地發揮作用，和細菌抗爭，爲此我們必須休養，也就是有充分的睡眠。

前面說過，人體的免疫物質一旦無法發揮正常的機能時，就會産生各種障礙。正因如此，除了不違抗腦部的指令遵循其指示之外，同時也應比平日更遵守有規律的睡眠。

我們平日都不太關心睡眠的原理及效用，事實上，睡眠就和呼吸一樣，幾乎都是我們的本能，因此我們都不太去理會它。當身體一察覺到有危險時，就會本能地想睡上一覺，這便是人體原本的設計之一。

我們常說：「人一疲倦就容易致病。」或是說：「因爲没有抵抗力，所以無法抵抗感冒。」人之所以會疲倦，便是因爲無法得到充分的睡眠。爲何會没有抵抗力呢？這也是因爲睡眠不足，免疫機能無法充分地發揮作用的緣故。換言之，我們的身體是由睡眠來保護的，這樣說一點也不爲過。

各位對於「賴床」一詞應該是耳熟能詳吧？當人感受到强大的壓力時，或是感覺到心裡很不快樂時，就會把棉被蓋在頭上，賴在床上不想起來。

我自己也常有這樣的經驗。只要在床上睡上一大覺，對於使我感受到壓力的事件或人，就會逐漸淡忘。這種「賴床」的習慣，似乎也是接到腦部的指令才產生的。人一受到壓力而疲憊不堪時，腦細胞本身便有被破壞的危險性。於是，爲了防止此一危險性，腦部便强制自己本身休息。

另外根據井上昌次郎先生指出。當腦部一發出睡眠的命令時，腦部就會分泌出睡眠所需要的物質。這種睡眠物質之中，含有因抵抗激烈的壓力而分泌出的各種成分，諸如副腎上腺皮質荷爾蒙之類的荷爾蒙，可以消除這些分泌過多的荷爾蒙。

人體的防禦確實會經常執行其任務，因此，消除壓力最好的方法是睡眠。相反地，持續性的睡眠不足，就會使壓力一再累積起來。

經常的長時間加班，或是假日出勤等原因所致的「過勞死」，便是因爲累積的壓力對腦部及心臟造成極大負擔的緣故。

另外，新聞不是經常會報導嗎？有的人由於承受不了過度疲勞所引起的壓力的壓迫，而走上「自殺」一途，像這種「拼命三郎」式的上班族並不在少數。

睡眠對身體的成長也扮演了極重要的角色。嬰兒雖然經常睡眠，但這並不是所謂的「睡懶覺」。在採取眼球急速轉動的睡眠方式時，由腦下垂體的前葉分泌出大量的成長荷爾蒙。一天分泌量的一半以上，都是在夜晚的十二小時之內被分泌出來的。這種成長荷爾蒙，據說被認爲和母性大有關係。

剛生頭一胎的母親，經常會陷入睡眠不足的狀態之中，因爲嬰兒會在半夜啼哭。有時，我們也會聽聞母親因育兒太辛苦而殺嬰兒之類的悲慘事件，據我推測，這可能是起因於睡眠不足使壓力累積、荷爾蒙分泌不足，從而導致母親喪盡母性。

如果你的周遭有因育兒而顯得神經質的母親，那你可千萬別叱責她「太任性」，而應向她伸出援手。做丈夫的也千萬別嫌麻煩，至少應讓太太有足夠的睡眠時間，更應分擔育兒的工作。

睡眠扮演著多重的角色，但也不能忘記，它是爲了造血所必要的寶貴時間。由胃及腸所吸收的營養素，經由血液輸送至身體各部位，這便是生命系統的基本。

血液確實是循環機能之中重要的一環。血液是由骨髓所製造的。愉快的睡眠可以保證此一造血機能，並且具有加强此一機能的作用。

製造愉快的睡眠

我對於睡眠甚爲講究，誠如在「前言」所提及的，我的方法便是在榻榻米上鋪上棉被睡眠，這是我一成不變的做法。正因爲一成不變，所以非常費事。有時還必須花費額外的費用，但我認爲這是爲了維護健康所需的「必要經費」。各位讀者也可能必須爲了自己睡眠而支付「必要經費」。其實，這並不一定非得花錢不可，只要自己努力或設計自成一格的方式，即爲支付「必要經費」。

首先，讓我們來看看飲食及睡眠的問題。「愉悅自在保健學」是以「消化」、「吸收」、「循環」、「熟睡」爲四大支柱。也就是說，「消化」、「吸收」、「循環」是由「熟睡」獲得保證。食物一由胃及腸進行正常的消化、吸收之後，就會有飽脹的感覺，如此一來，自然而然地昏昏欲睡，這是任何人都會有的經驗。換言之，腦會命令身體睡眠。這是自然的法則，因此，「肚子飽脹」＝「昏昏欲睡」的這層關係，絕不能被破壞，必須遵守此一法則才行。

有失眠症毛病的人常會這樣問我：「是不是因爲壓力的關係？」當然，壓力是失眠的原因，但如果我們從睡眠的原理來考量便可發現，壓力並不是失眠的全部原因。因此我認爲飲食也是問題之一。我想患失眠的人，其飲食內容大致上都非常貧乏。除了飲食不均衡之外，飲食時間也不規律。這樣一來，縱然消化、吸收了，也無法充分地攝取營養，於是此時腦必須發出「睡眠」的命令。

前面出現過的井上昌次郎先生指出：碳水化合物及脂質會促進「眼球急速轉睡眠」，而蛋白質則會促進「眼球不轉動睡眠」。換言之，我們每個人都必須均衡地攝取飲食。

接著要說的是，失眠症患者不但飲食非常貧乏，而且在性格上也是一絲不苟型者居多。人最能保持長壽的方法，是每天有七～八小時的睡眠時間。倘若能確保這麼多的時間，則必定生龍活虎。睡眠和健康是互爲表裡的事情，但不一定要特別拼命地爭取足夠的睡眠時間，總而言之，一切順其自然即可。

睡不著覺時，不如不要睡覺比較好，不必勉强。僅僅持續二、三天睡眠不足，並不會對健康形成影響。因爲，如果睡眠不足會對健康形成大問題，那麼身體就會命令自己要睡覺，此時只要遵從此一命令即可。最重要的是要改善飲食內容。

但是，就寢之前的飲食是一大禁忌，絕對應戒除。睡眠是爲了讓因一整天的活動而疲勞的身體各器官，得到充分的休養。一般而言，所謂的「消化」、「吸收」，是爲了使身體獲得動力所必要的作業，但不僅如此而已，人一旦進入睡眠狀態，體溫便開始下降，這似乎是愉快睡眠的條件，而人體即是爲此而設計出來的。但如果我們在睡前吃了東西，由於爲了要將食物「消化」、「吸收」，體溫必然會上升。如此一來，我們便不可能有愉快的睡眠。總之，除了讓身體得到休息之外，同時也應保護身體。

追求暢快的睡眠是睡眠的干擾

有時刻意地追求暢快舒適的睡眠，反而會干擾到睡眠。人體之中對睡眠起作用的是副交感神經，因此，溫和地提高副交感神經的作用才能有愉快的睡眠。最近受到注目的色胺酸，便是一種可以促進此一作用的物質。它包含於牛乳之中，所以在就寢之前適量地飲用也許有效。

相反地，我們應儘可能地避免含有咖啡因的東西，諸如咖啡、香菸之類的刺激物，最好都戒除。有的人將酒精作爲安眠藥的代替品而飲用它。當然，少量是可以的，但飲用過量就應嚴格禁止。

相信喝酒的人都能理解，喝酒的確有誘導睡眠的作用，但同時酒也具有刺激人保持清醒的作用。所以，有的人喝到半夜還很清醒，想繼續再喝，這便是由於此一作用的關係。

我們都知道想「放輕鬆」時的感覺，但如果在臨睡之前過於興奮，那就會刺激到內臟及腦部，所以最好能停止。過度的歡樂，會造成我們想讓它休息的器官無謂的刺激。

在前項之中我已說過，人一進入睡眠狀態時，體溫就自然下降。就此意味而言，就寢之前請注意不要泡熱水澡。

基本上我都在晚餐之前入浴。如果無法做到這一點，而必須在就寢之前入浴時，我會儘量採取使身體不冷程度的溫水來洗澡，這是爲了避免體溫過度上升的緣故。

同樣地，使房間的溫度提高而加强其暖房效果，也是必須嚴禁的。另外，使用電毯之類的寢具使溫度過高，也是不好的。的確，在寒冷的天氣裡蓋上暖和的棉被睡覺，是一件非常舒服的事情，但睡眠時還是讓體溫自然地下降比較好，過熱反而會干擾到睡眠。而且，過熱也會奪取身體的水分，所以對組織我們身體的細胞形成不良影響。另外，喉嚨也有乾渴的感覺，睡眠中途會因需要水分而起來喝水，這也會影響睡眠。

總而言之，睡得太暖和，會妨礙睡眠的品質。

在寒冷的天氣裡，我都設法做到「頭冷腳熱」的方法。因爲使體溫稍微下降的命令，基本上由腦部發出，所以爲了能讓此一命令系統正常地發揮作用，就必須使頭部不至於過熱。希望各位也能儘量實行這個方法。

爲了擁有健康而刻意長時間的睡眠，其實並無意義。根據數據顯示，長時間的睡眠有害於身體。因爲，所謂的長時間的睡眠，不過是持續著淺睡而已，如此一來，便無法使身體得到充分的休息，所以它是有害身體的。人的身體以七～八小時的睡眠最爲適當，這種時間的設定，才是合乎自然的。

人一上了年紀，睡眠就會經常中斷。這是因爲無法進入熟睡狀態的緣故。因爲一直保持著淺睡狀態，所以總是會在中途起床。爲何會這樣呢？前面説過，睡眠是要讓大腦得到休息的一種慾求，但它還是有一項前提，那就是睡眠之前必須讓大腦有適度的疲勞。年紀一大，人的整個行動都不會很活潑。

換言之，並不怎麼常去使用大腦。所以，做任何事情都好，只要能讓身體活動，則大腦也自然地活動起來。

有鑑於此，無論起來散步也好，作運動也好，或是看看報紙，諸如此類的活動，都可以使大腦有適度的疲勞。這種疲勞，會促進愉快的睡眠。

不過，還有一點必須注意的。不要因爲淺睡狀態增加了，就特別悲觀。人只要上了年紀，任何人多多少少都會產生這種傾向。因此，對於這樣的變化，大可心平氣和地看待，以諒解的心情去看待。

跋　文

健康即人生

我藉著自然食品，以「蛋黃油」爲主，再加上「大蒜粉末」之類的食品，去追求健康。透過這些健康食品，我想多少能對各位的健康有所貢獻。

本書所披露的都是我的健康哲學，句句都出自於肺腑之言，吐露真情。對我而言，這是我第一次的嘗試。坦白說，寫書實在是一件困擾的工作。但是，我對於目前的健康潮流一直很懷疑，抱持著戒慎恐懼的態度。某種「健康至上主義」者，其實是誤認了真正的健康，這便是我執筆本書的最大動機。

在本書之中，我也談及各種大家認爲和健康並無直接關係的事項，我認爲這些事項其實和健康大有關係。思索健康，事實上便是思索人生，而「所謂的健康，便是迎接愉悅的臨終的準備，也是擁有安寧之臨終時刻的條件」。健康本身並不是獨立的，它和我們人生的一切都息息相關。尤其「心靈」的問題更爲重要。

七十年以來一直堅守醫師崗位，仍活躍於醫學界的養老靜江先生，可以説擁有十分充分的人生。不僅如此，他的談話更是值得敬佩。他曾在《朝日新聞》的「人物專欄」上發表了這樣一句警句：「不要依賴藥物！」「不要忘了吃的本能！」。同時他還闡述了這樣的人生觀：「不能愛自己的人，也不能愛別人。」

我認爲他的話很有道理。我也很重視「發揮本性」一事，尤其有關健康的問題，更是不忘「保有自我」。最愛自己的莫過於自己。各位在介意周圍的眼光的同時，也請勿忘保有自我、發揮本性。

不過，「不能愛別人的人，也不能愛自己」這一句話不也正是真理之一嗎？最近我在街上也看到一些關懷別人的人，他們的舉止令人感動，這樣的事屢見不鮮。有一次，我在橫濱市郊外搭乘巴士發生了這麼一件事。

那時正是通勤、通學的尖峰結束的時刻。每次車子一在車站停下來時，家庭主婦及老年人都會上車，此時也是行動不方便的老年人搭車的時刻。我發現巴士即使關上了門也不會立刻出發，爲何會這樣呢？我一直思索著……。於是我將視線轉向駕駛席：原來原因是，司機先生從車內的後視鏡可以看見老年人走到坐位的情形。他擔心如果在他們坐下來之前就開動車子，老年人會因站不穩而跌倒。

我對於司機先生關懷別人的表現深受感動。我甚至覺得，自己坐在最後的位子旁觀老年人走到座位的情形非常羞恥，眼睜睜地看著老年人搖搖晃晃站不穩卻不去扶持，實在不應該。我們的社會就是因爲有像司機先生這樣的人，才不致於没有希望。懂得關懷別人的人，才能關懷別人，也才能關懷家人。如此一來，人人都能關懷別人，才是溫馨的社會。懂得關懷家人及朋友的人，所感受到的壓力也可能較少，因此被疾病侵襲的機會也較少。換言之，「關懷」可以說是「健康之源」。

現在我再來介紹從序言中出現的文藝雜誌編輯聽來的故事。

有一位作家名叫梶山季之，他已經逝世。這位作家寫過描寫汽車業界熾烈的新車開發競爭的《黑暗的試車內幕》，以及揭發貪污瀆職的《大統領的密使》等等。他的工作是以企業小説及推理小説爲主。我因爲經常旅行，所以便以小説作爲車內的伴侶。我看書幾乎都是隨手翻翻，但梶山季之先生的小説卻曾經一讀再讀。也許正因如此，每當薪水微薄的現場記者及攝影師到他的工作室來採訪，他就會請他們吃飯，然後很認真地介紹自己的工作。他對於自己的工作非常執著。

他即使成爲極受歡迎的作家，也不改變自己的態度及關懷別人的做法。正因爲成爲所謂「人氣作家」之後，和人對談的機會變多了，所以訪談時都是在一流的餐廳，或是有名的料理屋。對談者一面吃著好吃的料理、喝著美酒，一面作訪談。此時旁邊都會有一位速記的人，默默地做著工作。

我也經常接受訪談，所以很清楚他們的工作。那位速記者從頭到尾都必須扮演配角。對談結束之後，他們一般都會從位子上站起來立刻回去。對談者也好，同席的編輯者及記者也好，莫不認爲這是理所當然的。但是，梶山先生卻不一樣。

每當對談結束，大家放鬆心情談笑之際，他一定會邀請那位速記者吃吃喝喝。我所認識的編輯也說：「他做到了別人不易做到的事。」我也認爲的確如此。像這樣的細心及周到，如果不是真正出自心底的關懷別人，就一定做不到。

《如何做》一書的作者井上廂先生也說，每當在訪談結束之後，速記者從位子上站起來時，他都不忘說一聲：「您辛苦了！」

我對於這種關懷別人的做法，一向都深受感動。

你知道達賴喇嘛嗎？

西藏佛教最高的指導者被稱爲達賴喇嘛。它不僅是宗教上，同時也是政治上的最高指導者，更可以說西藏人們的精神支柱。但繼承其地位的方式，並不是世襲。根據《死後即歸於無》一書指出：達賴喇嘛在逝世前夕，會預予自己轉世的場所及方位。達賴喇嘛一旦逝世了，主事者便可以根據其預言去尋找他所轉世投胎的幼兒，而且這種行動是國家主導，規模很大。目前的達賴喇嘛已是第十四代。每次在尋找轉世投胎的幼兒時，都是根據預言而發現幼兒。轉世一事，在西藏已像常識一般。

各位讀者相信轉世的說法嗎？還是不相信？

關於死後的世界，任何人都不清楚。因此，這是一個信不信由你的問題，全憑個人自由。我倒是認爲，轉世是值得相信的一種想法。如有來世的話，當然也有前世。

在我們的日常生活之中，經常會嘗試各種各樣的體驗，也曾感應到一些非常不可思議的現象。這時候我們也許會懷疑，腦海裡突然地摻雜著前世的記憶。

來世，也就是輪迴轉世，可以說是人類的「業」。人如果能反覆地轉世，這是可喜的嗎?還是該苦惱呢?佛教的説法是:「人是會轉世的,但現世充滿了苦惱,唯有斬斷『輪迴轉世』的念頭,才能有真正的幸福。」這又是另外一種想法。

總而言之,我們不必去想太多死後的世界會如何?只要想到在現世充滿了什麼樣的苦惱,如果真有來生,那麼人生不就充滿了希望。我們並不是開悟過的聖人,如果我們想緊緊抓住轉世的機會,那會有什麼不好?但是,任何人都無法否定轉世的可能性。所以相信來世也許並不是不好。

心靈會製造疾病

我在本書之中所探討的是健康和心靈的問題。這並不是特別標新立異的命題。許多醫學家及科學家都在鑽研此一問題。他們對於身體和心靈的密切關係,作了各種解説。不過,儘管如此我們對於腦部的全貌仍未瞭解透徹,許多問題仍未被解明,我們對於睡眠的原理也不很清楚。因此,我們的身體真正是充滿了神秘性,有如謎題一般。

心靈和健康經常是背道而馳的。在癌症的治療上,有所謂的「想像療法」。它的方法是讓患者想像癌細胞沒有侵蝕身體,或是祈禱侵蝕身體的癌細胞早日消失不見。祈禱也是一種冥想。就效果而言，出現了肯定及否定兩種結論。我倒認爲，沒有必要說它無效，我的立場是寧可相信它。

人的身體不僅是一種生物體而已。它具有二十萬年的歷史，並且能順應各種激烈的環境變化，而承受著來自宇宙的影響，一直保存至現在。倘若僅就健康及疾病的觀點來看身體，那可以說是極大的錯誤。心靈也是形成各種疾病的原因，這是許多專家都曾闡明的問題。既然如此，我們可以反過來想，換言之，以心靈去治療疾病的想法並無可厚非。雖然有人認爲這是不科學的，不能一蹴可及，但經由許多的證明，有積極想法的人，其癌症的進展會較爲遲緩。因此我們不能斷言，「想像療法」不具效果。

東京都港區有一座龍源寺，它具有悠久的歷史。該寺的住持是松原哲明先生，他基本上不爲葬禮誦經，是有一點特別的僧侶。他一年到頭都爲了廣爲宣揚佛教教義而到全國各地演講，甚至爲了追尋佛教發源地作絲路巡禮之旅，在日本他是屈指可數的「學僧」。

松原哲明先生在絲路巡禮之中罹患了濾過性病毒的肝炎。原因可能是喝了感染地區的水。回歸之後，他並未休息，仍繼續進行佈教活動。最後他病倒在自己家中，幾乎到意識不清。他只好讓救護車送自己到附近的綜合醫院，接受醫師的診斷。由於情況非常不佳，有三、四位醫師圍在他病床的四周。此時松原先生幾乎沒有意識，眼睛也閉得緊緊的，對於醫師的問題也無法回答。醫師們認爲：「死亡只是遲早的問題而已。」因爲，此時通知給他們的肝臟異變數值非常高。

但是，他雖然失去了「看」、「說」、「聞」等感覺，卻仍然剩下聽覺。醫師們並不知道這件事，所以他們在病床旁邊下結論說：「這位患者可以準備送往太平間了。」松原先生對這句話產生激烈的反應：

「我還没死。我的巡禮之旅尚未結束呢！」

也許是因爲松原先生的心與佛相通，肝臟異變的數值便逐漸降低了。

這真是一項奇蹟。這恐怕也是松原先生的感想。强烈的意志，具有克服疾病的力量。也許有一點畫蛇添足，但總而言之，人的聽覺一直到生命最後的時刻都會留著。臨終之際，病人經常會把家人及親人叫到面前來。這絕不是一種無意義的做法。雖然他們已經幾乎没有意識，但據說還是可以聽得見聲音。因此，在臨終的患者面前最好不要討論「葬禮」的事情。

像松原先生這樣具有强烈的信仰、堅定的意志的人，也許能藉著談論他的死亡而激勵其生命，但對於一般人可能就不易做到，也許這種做法反而會將尚抱有一絲希望的患者，推進死亡的深淵裡去，使其已經絕望的症狀更加惡化。

心靈就像是一把雙刃之劍，它可使人健康，也可以使人生病。

朋友愈多愈好

美國著名的經營者之一，也是以卡內基廳的創立者而聞名的卡內基，在其墓碑上刻著下面這樣一句話：

「由於比自己優秀的男人聚集在身旁而獲致成功，世界上最幸運的男人在此長眠。」

這段話充滿了對支持其旺盛的企業活動的部屬深深的尊敬及友情。像這樣謙虛的心，才是使朋友不斷聚攏過來的秘訣。

去年最令我著迷的電視節目便是TBS的「日曜劇場」。對於詳細的内容，我不太記得，也許有錯誤，但情節大致如下：

主角是一位富有正義感的檢察官。他被診斷爲癌症末期患者，爲此他受到極大的打擊。主治醫師是他的好朋友。這位主角爲了整理自己的思緒，一人逗留於海邊的旅館，那位醫師朋友隨後也去拜訪他。他或許是想給主角搖擺不定、傍徨不安的心一點心理上的安慰吧。兩個人靜靜地喝著酒，然後談論家人及死後的世界的話題。此時鏡頭所呈現出來的畫面非常清新感人。主角哭泣了，他向朋友傾訴著對於家人的疼惜及死亡的恐懼。像這樣的剖白，也許在面對親友時才可能出現。

翌日的晚餐，那位醫師朋友招待主角到旅館的餐廳用餐。此時，主角的妻子及孩子都在等著。這是好友的一番心意。劇情到此爲止靜靜的閉幕……。

各位讀者是否也有幾位朋友呢？有沒有可以稱呼爲好友的朋友呢？有時想想，竟然發現一個朋友也沒有。人都有被日常生活所逼迫的一面，爲了生活而忙於工作。但最大的理由還是在於自己沒有去追求朋友。

某位經營者說了這樣一段話：「董事長誰都可以做，但唯有真正想當董事長的人才能真正如願。一個認爲當上經理就心滿意足的人，是絕對不會當上董事長的。」這段話頗堪玩味，值得我們再三咀嚼。也就是說，如果有所期望便應努力追求。友情不也是如此嗎？友情不會被提供，而是要我們去付出才能得到。

另外，我希望各位和朋友之間的金錢借貸能愼重一些。不要以爲是朋友就可以在金錢往來上隨隨便便，這樣反而常會成爲造成友誼關係嫌隙的原因。經濟上的充裕，是爲了獲得健康的一項條件。

因爲，金錢往往是造成壓力的原因，俗話說「一文錢可以逼死英雄好漢」，試問路上的流浪漢生活上最大的苦惱是什麼？他們會回答：「没有錢？」我們絕不能過於輕視金錢，因此對於金錢的處理應小心謹愼爲宜。

對於朋友的借款，我並不會一概加以拒絕。譬如我有一位朋友是約四十多歲的公司職員，他的朋友有意獨開一家便利商店，想請他擔任貸款的保證人。但是，他對朋友開出了對方能接受的條件。是什麼樣的條件呢？

他假定：若朋友經商連夜捲款潛逃時，在不影響家人的生活的情形之下，自己可以爲他償還多少貸款，算出這個金額之後，然後得到太太的同意，才決定以「不超出此一金額的範圍」爲條件，當他的保證人。

我這種友情才是最真實的。從金錢的借貸，我們可以看出一個人的人生觀、人品。我覺得很贊同他所表現的友情方式。他的「情份」並不是過於勉强的。也就是說，幫助朋友應量力而爲。這種人自然地會吸引許多朋友，聚集在他身旁。

考慮地球環境便是考慮健康

我的健康論終於到了尾聲。和各位交往這一段時間，實在感激不盡。如果問我是哪一種人，我會說自己是「率直而爲」型的人。我是一個比較偏重於眼前的快樂的。像我這樣一個人，對於地球環境都會對未來深感危機意識。

就某種意義來說，物質文明的社會便是建立於破壞地球環境之上。但是，縱然再優異的電腦出現，也無法使遭到破壞的地球恢復原狀。而破壞地球便是破壞健康。我們必須思考有何方法，可以和以地球爲中心的宇宙共存？

關於此一問題，第一步應改正只對自己的健康抱有興趣的利己態度，不去關心其他事物。如果我的口氣過於强悍了，那麼請各位原諒。不過，也想請各位理解，爲何地球環境遭到破壞的事態至此已非常嚴重。現在正是我們對滋養我們生命的地球報恩的時候了。

我在今後也要抓住任何機會去訴求此事，展開阻止破壞地球環境的活動。因爲，這種活動和我的生活主題——維護「健康」——大有關係。衷心地請各位幫助我。

作者在執筆本書時，受到「曉企劃」的山本規子女士，以及「實業之日本社」的吉川健一先生很大的支援。如果沒有這兩位的鼎力相助，那麼本書便不可能面世。在此由衷地表示謝意。另外，有關醫學方面的問題，我也得到「自我保健自然食物之友會」的支持者，亦即青木伸弘博士的諸多指導及建議。我也在此由衷地答謝他。

支持我執筆本書的，乃是「自我保健自然食物之友會」十四萬名會員先生、女士們。我和各位一起生活，同時一起成長。我之所以能有今天的一點點成就，都因拜各位之賜。今後，我也希望同樣得到各位的支持及鞭策，這便是我最快樂的事。

最後，我由衷地祈禱各位讀者的健康。我的健康學，並不是要製造出一些「超人」，而是希望達到平實化、平民化的理想。它是一種以想要達到健康的心理來塑造健康，塑造快樂的人生。希望各位都能過著美好的人生。

另外，我在執筆之際還參考了許多前輩、友人、著名人士的談話，還有，我從以健康爲主題的各種活動之中，也得到許多啓發。在此一併感謝。

我從許多書籍之中獲得各種知識，我也對這些書的作者表示誠摯的謝意

野本二士夫

一九九四年五月

「自我保健自然食物之友會」

〒二二二

日本神奈川縣横浜市港北區新横浜二－四－六

マスニ第一ピル８Ｆ

電話　〇四五（四七四）二三〇一（代表）

・法律專欄連載・電腦編號58

台大法學院　法律學系／策劃
法律服務社／編著

①別讓您的權利睡著了[1]	200元
②別讓您的權利睡著了[2]	200元

・秘傳占卜系列・電腦編號14

①手相術	淺野八郎著	150元
②人相術	淺野八郎著	150元
③西洋占星術	淺野八郎著	150元
④中國神奇占卜	淺野八郎著	150元
⑤夢判斷	淺野八郎著	150元
⑥前世、來世占卜	淺野八郎著	150元
⑦法國式血型學	淺野八郎著	150元
⑧靈感、符咒學	淺野八郎著	150元
⑨紙牌占卜學	淺野八郎著	150元
⑩ＥＳＰ超能力占卜	淺野八郎著	150元
⑪猶太數的秘術	淺野八郎著	150元
⑫新心理測驗	淺野八郎著	160元

・趣味心理講座・電腦編號15

①性格測驗1	探索男與女	淺野八郎著	140元
②性格測驗2	透視人心奧秘	淺野八郎著	140元
③性格測驗3	發現陌生的自己	淺野八郎著	140元
④性格測驗4	發現你的眞面目	淺野八郎著	140元
⑤性格測驗5	讓你們吃驚	淺野八郎著	140元
⑥性格測驗6	洞穿心理盲點	淺野八郎著	140元
⑦性格測驗7	探索對方心理	淺野八郎著	140元
⑧性格測驗8	由吃認識自己	淺野八郎著	140元
⑨性格測驗9	戀愛知多少	淺野八郎著	140元

⑩性格測驗10	由裝扮瞭解人心	淺野八郎著	140元
⑪性格測驗11	敲開內心玄機	淺野八郎著	140元
⑫性格測驗12	透視你的未來	淺野八郎著	140元
⑬血型與你的一生		淺野八郎著	140元
⑭趣味推理遊戲		淺野八郎著	140元

•婦 幼 天 地• 電腦編號 16

①八萬人減肥成果	黃靜香譯	150元
②三分鐘減肥體操	楊鴻儒譯	150元
③窈窕淑女美髮秘訣	柯素娥譯	130元
④使妳更迷人	成　玉譯	130元
⑤女性的更年期	官舒妍編譯	160元
⑥胎內育兒法	李玉瓊編譯	150元
⑦早產兒袋鼠式護理	唐岱蘭譯	200元
⑧初次懷孕與生產	婦幼天地編譯組	180元
⑨初次育兒12個月	婦幼天地編譯組	180元
⑩斷乳食與幼兒食	婦幼天地編譯組	180元
⑪培養幼兒能力與性向	婦幼天地編譯組	180元
⑫培養幼兒創造力的玩具與遊戲	婦幼天地編譯組	180元
⑬幼兒的症狀與疾病	婦幼天地編譯組	180元
⑭腿部苗條健美法	婦幼天地編譯組	150元
⑮女性腰痛別忽視	婦幼天地編譯組	150元
⑯舒展身心體操術	李玉瓊編譯	130元
⑰三分鐘臉部體操	趙薇妮著	160元
⑱生動的笑容表情術	趙薇妮著	160元
⑲心曠神怡減肥法	川津祐介著	130元
⑳內衣使妳更美麗	陳玄茹譯	130元
㉑瑜伽美姿美容	黃靜香編著	150元
㉒高雅女性裝扮學	陳珮玲譯	180元
㉓蠶糞肌膚美顏法	坂梨秀子著	160元
㉔認識妳的身體	李玉瓊譯	160元
㉕產後恢復苗條體態	居理安•芙萊喬著	200元
㉖正確護髮美容法	山崎伊久江著	180元

•青 春 天 地• 電腦編號 17

①A血型與星座	柯素娥編譯	120元
②B血型與星座	柯素娥編譯	120元
③O血型與星座	柯素娥編譯	120元
④AB血型與星座	柯素娥編譯	120元

⑤青春期性教室	呂貴嵐編譯	130元
⑥事半功倍讀書法	王毅希編譯	150元
⑦難解數學破題	宋釗宜編譯	130元
⑧速算解題技巧	宋釗宜編譯	130元
⑨小論文寫作秘訣	林顯茂編譯	120元
⑪中學生野外遊戲	熊谷康編著	120元
⑫恐怖極短篇	柯素娥編譯	130元
⑬恐怖夜話	小毛驢編譯	130元
⑭恐怖幽默短篇	小毛驢編譯	120元
⑮黑色幽默短篇	小毛驢編譯	120元
⑯靈異怪談	小毛驢編譯	130元
⑰錯覺遊戲	小毛驢編譯	130元
⑱整人遊戲	小毛驢編譯	150元
⑲有趣的超常識	柯素娥編譯	130元
⑳哦！原來如此	林慶旺編譯	130元
㉑趣味競賽100種	劉名揚編譯	120元
㉒數學謎題入門	宋釗宜編譯	150元
㉓數學謎題解析	宋釗宜編譯	150元
㉔透視男女心理	林慶旺編譯	120元
㉕少女情懷的自白	李桂蘭編譯	120元
㉖由兄弟姊妹看命運	李玉瓊編譯	130元
㉗趣味的科學魔術	林慶旺編譯	150元
㉘趣味的心理實驗室	李燕玲編譯	150元
㉙愛與性心理測驗	小毛驢編譯	130元
㉚刑案推理解謎	小毛驢編譯	130元
㉛偵探常識推理	小毛驢編譯	130元
㉜偵探常識解謎	小毛驢編譯	130元
㉝偵探推理遊戲	小毛驢編譯	130元
㉞趣味的超魔術	廖玉山編著	150元
㉟趣味的珍奇發明	柯素娥編著	150元
㊱登山用具與技巧	陳瑞菊編著	150元

•健康天地•電腦編號18

①壓力的預防與治療	柯素娥編譯	130元
②超科學氣的魔力	柯素娥編譯	130元
③尿療法治病的神奇	中尾良一著	130元
④鐵證如山的尿療法奇蹟	廖玉山譯	120元
⑤一日斷食健康法	葉慈容編譯	120元
⑥胃部強健法	陳炳崑譯	120元
⑦癌症早期檢查法	廖松濤譯	130元

⑧老人痴呆症防止法	柯素娥編譯	130元
⑨松葉汁健康飲料	陳麗芬編譯	130元
⑩揉肚臍健康法	永井秋夫著	150元
⑪過勞死、猝死的預防	卓秀貞編譯	130元
⑫高血壓治療與飲食	藤山順豐著	150元
⑬老人看護指南	柯素娥編譯	150元
⑭美容外科淺談	楊啟宏著	150元
⑮美容外科新境界	楊啟宏著	150元
⑯鹽是天然的醫生	西英司郎著	140元
⑰年輕十歲不是夢	梁瑞麟譯	200元
⑱茶料理治百病	桑野和民著	180元
⑲綠茶治病寶典	桑野和民著	150元
⑳杜仲茶養顏減肥法	西田博著	150元
㉑蜂膠驚人療效	瀨長良三郎著	150元
㉒蜂膠治百病	瀨長良三郎著	150元
㉓醫藥與生活	鄭炳全著	160元
㉔鈣長生寶典	落合敏著	180元
㉕大蒜長生寶典	木下繁太郎著	160元
㉖居家自我健康檢查	石川恭三著	160元
㉗永恒的健康人生	李秀鈴譯	200元
㉘大豆卵磷脂長生寶典	劉雪卿譯	150元
㉙芳香療法	梁艾琳譯	160元
㉚醋長生寶典	柯素娥譯	元

•實用女性學講座•電腦編號19

①解讀女性內心世界	島田一男著	150元
②塑造成熟的女性	島田一男著	150元
③女性整體裝扮學	黃靜香編著	180元
④職業婦女禮儀	黃靜香編著	180元

•校園系列•電腦編號20

①讀書集中術	多湖輝著	150元
②應考的訣竅	多湖輝著	150元
③輕鬆讀書贏得聯考	多湖輝著	150元
④讀書記憶秘訣	多湖輝著	150元
⑤視力恢復！超速讀術	江錦雲譯	180元

・實用心理學講座・電腦編號 21

①拆穿欺騙伎倆	多湖輝著	140元
②創造好構想	多湖輝著	140元
③面對面心理術	多湖輝著	140元
④偽裝心理術	多湖輝著	140元
⑤透視人性弱點	多湖輝著	140元
⑥自我表現術	多湖輝著	150元
⑦不可思議的人性心理	多湖輝著	150元
⑧催眠術入門	多湖輝著	150元
⑨責罵部屬的藝術	多湖輝著	150元
⑩精神力	多湖輝著	150元
⑪厚黑說服術	多湖輝著	150元
⑫集中力	多湖輝著	150元
⑬構想力	多湖輝著	150元
⑭深層心理術	多湖輝著	160元
⑮深層語言術	多湖輝著	160元
⑯深層說服術	多湖輝著	180元
⑰潛在心理術	多湖輝著	160元

・超現實心理講座・電腦編號 22

①超意識覺醒法	詹蔚芬編譯	130元
②護摩秘法與人生	劉名揚編譯	130元
③秘法！超級仙術入門	陸　明譯	150元
④給地球人的訊息	柯素娥編著	150元
⑤密教的神通力	劉名揚編著	130元
⑥神秘奇妙的世界	平川陽一著	180元
⑦地球文明的超革命	吳秋嬌譯	200元
⑧力量石的秘密	吳秋嬌譯	180元

・養 生 保 健・電腦編號 23

①醫療養生氣功	黃孝寬著	250元
②中國氣功圖譜	余功保著	230元
③少林醫療氣功精粹	井玉蘭著	250元
④龍形實用氣功	吳大才等著	220元
⑤魚戲增視強身氣功	宮　嬰著	220元
⑥嚴新氣功	前新培金著	250元
⑦道家玄牝氣功	張　章著	180元

⑧仙家秘傳袪病功	李遠國著	160元
⑨少林十大健身功	秦慶豐著	180元
⑩中國自控氣功	張明武著	250元
⑪醫療防癌氣功	黃孝寬著	220元
⑫醫療強身氣功	黃孝寬著	220元
⑬醫療點穴氣功	黃孝寬著	220元

・社會人智囊・電腦編號24

①糾紛談判術	清水增三著	160元
②創造關鍵術	淺野八郎著	150元
③觀人術	淺野八郎著	180元
④應急詭辯術	廖英迪編著	160元
⑤天才家學習術	木原武一著	160元
⑥猫型狗式鑑人術	淺野八郎著	180元
⑦逆轉運掌握術	淺野八郎著	180元

・精 選 系 列・電腦編號25

①毛澤東與鄧小平	渡邊利夫等著	280元
②中國大崩裂		180元

・心 靈 雅 集・電腦編號00

①禪言佛語看人生	松濤弘道著	180元
②禪密教的奧秘	葉逯謙譯	120元
③觀音大法力	田口日勝著	120元
④觀音法力的大功德	田口日勝著	120元
⑤達摩禪106智慧	劉華亭編譯	150元
⑥有趣的佛教研究	葉逯謙編譯	120元
⑦夢的開運法	蕭京凌譯	130元
⑧禪學智慧	柯素娥編譯	130元
⑨女性佛教入門	許俐萍譯	110元
⑩佛像小百科	心靈雅集編譯組	130元
⑪佛教小百科趣談	心靈雅集編譯組	120元
⑫佛教小百科漫談	心靈雅集編譯組	150元
⑬佛教知識小百科	心靈雅集編譯組	150元
⑭佛學名言智慧	松濤弘道著	220元
⑮釋迦名言智慧	松濤弘道著	220元
⑯活人禪	平田精耕著	120元
⑰坐禪入門	柯素娥編譯	120元

國立中央圖書館出版品預行編目資料

愉悅自在保健學/野本二士夫著；柯素娥譯
——初版，——臺北市，大展，民84
面；　　公分，——（健康天地；32）
譯自：野本二士夫の手づくり健康學
ISBN 957-557-547-4（平裝）

1. 健康法

411.1　　84010666

NOMOTO FUJIO NO TEZUKURI KENKOGAKU
written by Fujio Nomoto

Original Japanese edition
published by Jitsugyo No Nihon-Sha Ltd.
Chinese translation rights
arranged with Jitsugyo No Nihon-Sha Ltd.
through Japan Foreign-Rights Centre/Hongzu Enterprise Co., Ltd.

愉悅自在保健學

ISBN 957-557-547-4

原著者/野本二士夫
編譯者/柯 素 娥
發行人/蔡 森 明
出版者/大展出版社有限公司
社址/台北市北投區（石牌）致遠一路2段12巷1號
電話/（02）8236031·8236033
傳真/（02）8272069
郵政劃撥/0166955-1
登記證/局版臺業字第2171號
法律顧問/劉鈞男律師
承印者/高星企業有限公司
裝訂/日新裝訂所
排版者/宏益電腦排版有限公司
電話/（02）5611592
初版/1995年（民84年）12月
定價/160元